医者だから言える

医者の話を鵜呑みにするな

わがままな患者でいいんです

鎌田實
和田秀樹

WAC

「はじめに」にかえて　「健康幻想」から自由になろう

鎌田 實

「ヘルシズム」という言葉を知っていますか？　「健康至上主義」のことです。「健康のためなら死んでもいい」というジョークがありますが、ともすれば過剰になりがちな健康志向を皮肉ったものです。この本では、そんな〝健康幻想〟をぶち壊し、間違った健康志向にとらわれず「最後まで健康で幸福な生き方とは何か？」を考えてみました。

僕は「健康づくり運動」に50年、関わってきましたが、そのなかで必要以上に健康を気にすることの誤りに気づきました。

典型的なのが「メタボリック・シンドローム」。メタボ検診が全国で始まる2年前の2006年に、僕はあえて『ちょい太でだいじょうぶ』(集英社）という本を書き、その風潮に抵抗を試みました。少し太っていたほうが健康で長生きするというデータを示しながら、行きすぎたメタボ信仰に警鐘を鳴らしたのです。

「コレステロール・パラドクス」や「肥満パラドクス」という言葉があります。65歳を過ぎると、むしろ肥満の人やコレステロールが少し高目のほうが長生きしているし、うつにもなりにくい。「肥満は厳禁」とされている糖尿病でも、この同じ病気を持つ軽い肥満の人と、やせている人のその後の経過を見ると、やや太目のほうが長生きというデータもあります。

心配した通りになってきました。実はメタボより「フレイル（虚弱・栄養不足から心身の活力や筋力が低下すること）」のほうが健康長寿の大敵なのですが、高齢者だけでなく、若い人たちの間にもフレイルが広がっています。およそ20年後には骨粗しょう症などに繋がり、生活の質を下げることがはっきりしてきました。**「メタボがいけない」という幻想に洗脳されすぎたら、かえって健康を阻害してしまうのです。**こうした従来の医療の誤りを直そうと、いまアメリカでは、「賢い選択」という運動が展開されています。70歳以上にはコレステロールを下げる薬は出さないというのも、その一例です。

本書の対談相手である和田秀樹先生は、糖尿病の持病があって元の血糖値が６６０、血圧は２００以上。薬を時々飲んで血糖値は３００程度、ＨｂＡ１ｃ《ヘモグロビンエーワンシー》（糖尿病の指標で、血液中の糖化ヘモグロビンの割合を示したもの。６・２％未満が正常とされる）が９～10％、血圧は１７０でコントロールしているそうですが、それでもまだ相当に高めです。でも、そんな状態でも友達と大好きなワインを楽しみ、精力的に活動してお金を貯め、おもしろい映画を作ろうと虎視眈々……。

この本を読むと、そんな和田先生の実像に接して、「多少の健康不安なんかどこ吹く風」と、勇気が湧いてくるはずです。「美味しいものを食べた者勝ち、おもしろいことをした者勝ち」が僕たちの信条。たとえどんな状態になっても、自分流を徹底して生きることが大切だと語り合いました。

とはいえ、適度なコントロールはやはり必要。その方法は「筋活」です。少し太目でも、固太りで筋肉ができているようなら、肥満はそれほど怖くないのです。

この本では、精神科医と内科医がそれぞれの視点で、老化の予防法、うつ病や認知症をどうやって防ぐか、よい睡眠の取り方、自分の生き方を理解してくれる「よい医者」を見つけるためのドクターショッピングの仕方など、ユニークな視点がたくさん盛り込まれています。とても役に立つ本だと自負しています。

実は僕は自分自身がアウトローだと思ってきましたが、和田秀樹先生には負けました。和田先生は徹底して「ヘルシズム」(健康幻想）に負けない、決して自分を曲げない〝頑固者〟です。その潔さに感服しました。

アウトローの2人が、そんなふうに人生の最後の最後まで豊かに生き切るための〝自分勝手〟でおもしろい生き方を語り合いました。
その真髄が本書に現れているはずです。

2024年如月

医者の話を鵜呑みにするな

わがままな患者でいいんです

◎目次

第2章 医師のいいなりにならない者勝ち！ …… 53

取材協力／未来工房（竹石健）
カメラ／木村圭司
装幀／須川貴弘（WAC装幀室）

プロローグ

「長生きの呪縛」から解き放たれた者勝ち！

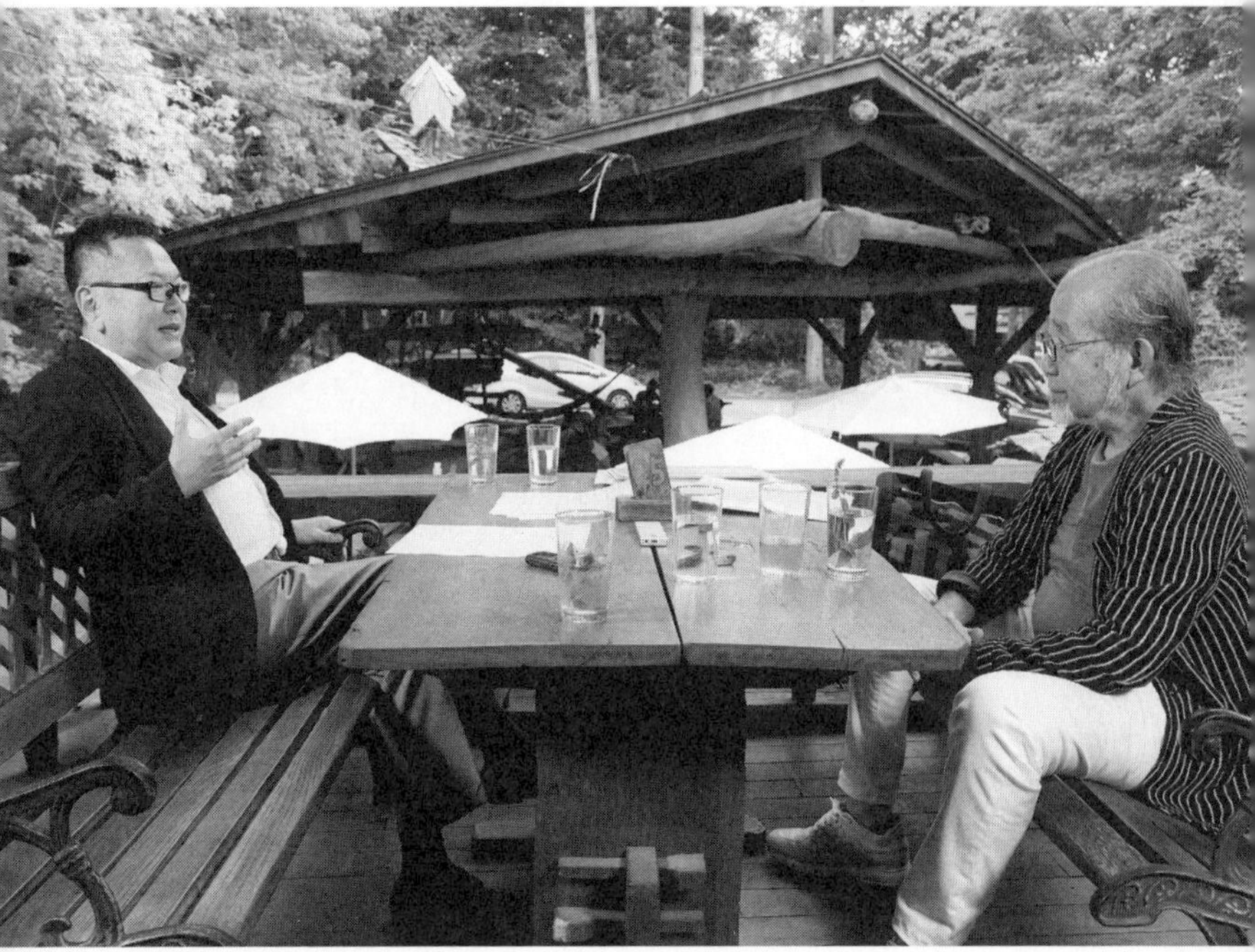

〝満足して〟人生を閉じるか、不満を抱えたまま逝くか？

鎌田　本書のテーマは「満足できる老後の生き方」ですね。和田さんは『80歳の壁』（幻冬舎）という大ベストセラーをお書きになっていますが、「人生１００年時代の幸福」という観点で考えると、やはり80歳という年齢は大きな節目なんですか？

和田　老人医療に携わってきた経験からいうと、人間は70歳くらいから老化の度合いが激しくなって、「80歳」あたりに大きな壁が立ち塞がります。80歳を目前に寝たきりや要介護になる人が多く、急激に人生の質が低下してしまうんです。しかし逆にいうと、その壁を越えることができたら、１００歳までの20年は、人生で一番幸せな20年が待っている……。

鎌田　ということは、80歳を起点にして、その後の20年間を上手に生きていくことが「百歳長寿への道」。僕たちは「老後」というと、どちらかというと〝何もできなくなっていくこと〟と考えがち。でも老化の壁を〝明るく〟超えていく方法だってあるはずですよね。

和田　確かに、老後には過酷な現実が待っています。日本人の平均寿命は男性が81・64歳、女性が87・74歳ですが、「健康寿命」、つまり健康に問題がなく日常生活に支障なく生活していられる年齢は、男性は約72歳、女性は約75歳。ということは、何らかの形で、たとえば食べたいものが食べられないとか、動きが悪くなったりして支障を抱えながら生きる平均期間が男性で9年、女性は12年ということになってくるのです。

鎌田　「世界一の長寿国」日本で、これほど誰かの力を借りなければ生きられない期間があるということを意識してほしい。誰だって、死ぬその瞬間まで自由に自立した生活を送りたい。できるなら死ぬ直前までバリバリ動ける健康な体で、笑いながら「ピンピンコロリ」で逝《ゆ》きたい……。それを僕は「ピンピンひらり」と言葉を変えて表現しているんですが、どうやって健康寿命を延ばし、その先を自立して生きていくかの方策を考えなければなりません。

和田　いくら長生きをしたって、ベッドで寝たきりではつらいでしょう。健康寿命が伸びなければ、不自由なまま介護されたり、ベッドで過ごしたりする期間が長くなるだけですから。

鎌田　僕は、死に至るまでには2つの道があると思う。1つは最後に「いい人生だった、ありがとう」と満足しながら幕を閉じる幸福な道。もう1つは、「あのとき、こうしておけばよかった」と後悔しながら死んでいく不満足な道です。どちらの道を選びたいか、それは個人の考え方次第。それが老後の生き方を決めていく……。

「健康で幸福」の条件は〝できること〟を大事にすること

和田　その最大のポイントは、現実に襲ってきた老いを受け入れ、できることを大事にすること。何を「幸せ」と思うかは、本人の主観の問題ですが、私は「引き算の生き方はするな、足し算の生き方をしよう」と提唱しています。人間は誰でも老いていく。それを嘆いて、「あれもこれもできなくなっちゃった」と、「ないない」を数えながらマイナス志向で生きるか、それとも自分の老いを見つめながら「まだこれはできるな、あれも残っているな」とプラス志向で「あるもの」を大事にして生きるか。それで天と地ほど幸福感が変わってきます。

鎌田　なるほど、昔の〝元気だったころの自分〟と比べるな、と。いまが幸せか不幸かは、過去との差をどう考えるかによって違ってくるというわけですね。

和田　そうです。みんな「年はとりたくないもんだ」なんて嘆くけど、現状を憂いても仕方がない……。「昔はよかったな。それに比べていまは……」と嘆くほど、不幸になってしまいます。例えば、大きなお屋敷に住んでいて、奥さんもお手伝いさんもいて幸せそうなのに、もてはやされていた時代が忘れられない社長さんがいる一方で、過去がとても不幸だったのに、老人施設に入居して「食事は美味《おい》しいし、職員も親切だし、年をとってこんなにしてもらって私は幸せ」と、うれしそうに話す人もいます。「いまは施設でいろんな人と話ができて人情の機微に触れられる」とよろこんでいます。

鎌田　確かに、過去が華やかだった人ほど、どうしても引き算でその差を考えてしまいがちですからね。でも昔からの引き算で考えず、増えたものの足し算で考えれば、楽しい老後を過ごすためのポイントが見えてくる。「増えたこと」をうれしいと思えばいいんですね。

和田　そうなんですよ。昔と比べて……と嘆きながら過ごす老後は寂しいものだと思います。昔を懐かしんでぼやくのではなく、いまは時間があるから、のんびりと自分のペースで好きなことができるといった具合に〝いま〟のよさに目を向けるほうがいいですよね。

「長生きの呪縛」にとらわれると不幸になる!

鎌田　特に80歳になると、70代とはまるで違ってきて、昨日までできていたことが、今日はできないという事態になる。僕もそういう現場を何度も見ています。体の不調も多くなり、がん、脳梗塞《こうそく》、心筋梗塞など命に関わる病気も発症しやすくなりますね。

和田　物忘れも多くなって、「認知症かな」と思うことも増えてきますしね。でも、「いまできること」を大事にすれば、「よし、まだまだなんとかなる」と、自信を取り戻せます。

鎌田　僕もそれに賛成。そのために「嫌なことを我慢せず、好きなことだけをする」。80歳を過ぎたら我慢しない生き方が重要。

和田　それも「マイナスの生き方」をやめようということにつながります。健康法でも、例えば、がんが怖いからと食べたいものを我慢したり、好きなお酒やタバコを控えたりする傾向がありますが、80歳を過ぎたら、多くの人は体内にすでにがんの芽を持っている。だったら我慢せず、好きなものを食べたり飲んだりしながら生きるほうが、むしろストレスが少なくてすみ、楽しく生きられるのではないでしょうか。

鎌田　確かに、我慢し続けるとストレスが強まる。反対に、好きなことをして気楽に生きれば免疫力が高まることがわかっています。がんの進行を遅くすることも知られています。僕は60歳を過ぎたら「ちょうどいいわがまま」という生き方をすすめています。そのタイトルの本（かんき出版）も書きました。せいいっぱい子どもを育て、ローンを返済して生きてきたのですから、人生のご褒美《ほうび》として、これからは自分流に生きなさいというすすめです。度が過ぎるわがままは、周りと圧力を生んでストレスをもたらして自分自身の血圧も上げますが、「ちょうどいい」線引きを上手に探して、わがままに生きることがおすすめです。

和田　高齢者がいちばん怖がる「認知症」にしても、実は発症の20年ほど前から少しずつ進行しているものなのです。ほとんどの人は気づかないだけ。しかも高齢になってからの認知症の多くはとてもゆっくりと進行し、病気というより、むしろ老化現象。年をとると誰にでも起こる症状なんです。つまり、遅かれ早かれ認知症はやってくるということを考えると、やりたいことができるうちに、我慢せずやっておくほうがよい。

鎌田　脳は刺激を受けて活性化するのだから、変わり映えのしない生活では働きが鈍ってしまう。ストレスが多いと脳はダメージを受けます。反対に、**目新しいことや好きなことに熱中していると、脳は活性化していく。**認知症の進行を遅らせる可能性もあります。

和田　私はみんな、「年齢の呪縛」にとらわれすぎていると思います。「長生きしなければいけない」という一種の「呪縛」にとらわれているから、本当は食べたいのに、健康に悪いからと控えておこうとか、やりたいことがあるのにもう歳だから、と我慢する。実際に効いているのかどうか実感がないのに、健康のためにといって薬を飲み続ける、本当は動くのがつらいのに、無理して運動する……。

鎌田　〝長生きしたいから〟と無理して運動するのは本末転倒そのもの。そのために僕は『鎌田式ズボラストレッチ』（宝島社）を編み出したんですが、それは硬くなった体を無理なくほぐすだけ。以前「180度開脚」の本が流行《はや》りましたが、180度に開脚できても何の役にも立たない。ゆっくりと固くなった筋や筋肉を伸ばし、ほぐし、ゆるめると、心までほぐれて柔軟になってくるのです。80歳を超えたら、無理はするべきではない。

和田　60代ぐらいまでは、ある程度は我慢も必要ですが、高齢者になったら、そんな我慢は捨て去ってしまうこと。**ここまで頑張ってきたのですから、もっと自分をよろこばせればいいんです。**特に80歳を過ぎた高齢者の方は、老化に抗《あらが》うのではなく、老化を受け入れて生きるほうが幸せ。例えば、85歳を過ぎて亡くなった人のご遺体を解剖すると、体のどこかにがんがあり、脳にはアルツハイマー型の病変が見られ、血管には動脈硬化が確認できるそうです。ところが、それに気づかず亡くなる人が多くいるのです。

鎌田　つまり、高齢者は病気の芽をたくさん抱えながら生きている存在だということ？

和田　はい。病気の芽はいつ発芽するかわからない。今日は健康でも明日には床に就いてしまうかもしれない。突然死だってありえる。その事実をまずは受け入れるべきなんです。

その上で、明日死んでも後悔しない人生の過ごし方をすること、それが大事だと思います。

鎌田　嫌なことを我慢せず、好きなことだけをして生きていく、それが100歳まで元気でいるための早道なんですね。「いい年して……」なんて言葉は気にしないことだね。

現代医学は引き算医療、足し算で生きよう

鎌田　「引き算的生き方」「足し算的生き方」というのは、おもしろい概念ですね。

和田　私は、近頃の高齢者の健康状態を考慮してぜひとも流行らせたい。それが健康法にも反映されていて、現代医学が何十年も言い続けてきたのは「引き算医療」です。「血圧を下げなさい」「血糖値を下げなさい」「コレステロールを下げなさい」「痩《や》せなさい」と……つまり〝健康のために〟ということが最優先されてきた。「病気にならない」だとか、「検査データを正常にすること」も含めて、「病気が怖い」「認知症が怖い」「がんが怖い」みたいな感じで、〝病気にならないこと〟の話が多い気がしているんです。そんな「引き算の医療」はおかしいと思うところが大事なのでは、と思うのですよ。

鎌田　医療現場での私の経験では、血圧や血糖値がやや高めでも元気な人がいます。コレ

ステロールは少し高めの人のほうがむしろ長生き。そのほうががんにもなりにくい。これが「コレステロール・パラドクス」。これについては後で詳しく話し合いましょう。

和田　いまのご時世、60代ではまだまだ現役で働いている方は多いし、ルックスも頭も若々しい方がたくさんいます。ところが、元気に60代を過ごしてきたとしても、70代になると、さすがに体のあちこちに異常を感じるようになる。そこで検査を受けてみると、血圧が高い、血糖値が高いなどと医者にいわれ、あれやこれやの薬が出されて、それらの高い数値を「正常値」まで下げる、いわば〝引き算〟の治療をされることになります。

鎌田　和田さんは『70代』『80代』『90代』と年代に分けた健康術や生き方の提言をしていますが、そのそれぞれに共通するのは、「前向きに生きている人ほど元気で長生き」ということですよね。その根底にあるのは、確かに「足し算の健康法」なんですね。

和田　そうです。年をとればとるほど、「あり余っている」プラスの害より「足りない」マイナスの害のほうが大きくなるからです。例えば、血圧を下げすぎると（足りなくすると）低血圧を起こして頭がふらふらする。すると転んで骨折して、そのまま寝たきりになる恐れもある。血糖値とか、ナトリウム（塩分）を下げすぎて（足りなくして）しまうと、意識障害を起こして頭は朦朧《もうろう》としてくる。つまり「足りなくなった」ことによる弊害が大きく、ボケたようになって失禁したりすることも何度も見てきました。そのように、意識障害を引き起こすのは、何かを下げたり、何かが足りなくなった場合であることが多い。年をとるといろいろなものが足りなくなってくるんです。この「足りなくなった点をいかに補うか」が、百歳健康長寿への道ではないかと思うのです。

鎌田　僕は「人間の幸福」に関しては、いろんなことを自分自身で決めていくことが大事だと思っています。引き算の健康法が「人間の幸福を邪魔する壁」になっているとしたら、医師のいうことに盲目的に従わないで、「何を選んだらいいか」を自己決定すべきです。自己決定は幸福をもたらす大事な要素。自分で決めて行動すれば、どんな結果になっても納得ができます。でも、何から何まで自分で決められないというときもあります。そんなときはせめて自分の意見をちゃんと伝えて、望みを主治医に伝え、主治医と共同決定していけばいい。引くのでなく足していけばいいという考え方、大賛成ですね。

POINT カマタ・ワダから「ひとこと」

★最後に「いい人生だった、ありがとう」と満足しながら幕を閉じる道を選ぶか、「あのとき、こうしておけばよかった」と後悔しながら死んでいくか……。幸福な道を選ぶポイントは、現実の老いを受け入れ、できることを大事にすること。

★「長生きしなければいけない」という一種の「呪縛」にとらわれるから、「病気が怖い」「認知症が怖い」「がんが怖い」と、〝病気にならないこと〟だけを目的にする。そして、してはいけないことばかり強調する。そんな「引き算の医療」はおかしい！

★そんな「引き算の健康法」が幸福を邪魔する壁。病気の芽はいつ発芽するかわからないという事実を受け入れ、明日死んでも後悔しない過ごし方をすることが大事。

★嫌なことを我慢せず、好きなことをして生きていく、それが最後まで幸せに過ごす道。「いい年して……」なんて言葉は気にせず、やりたいことを思いきりやろう！

第1章

「壁」なんて壊した者勝ち!

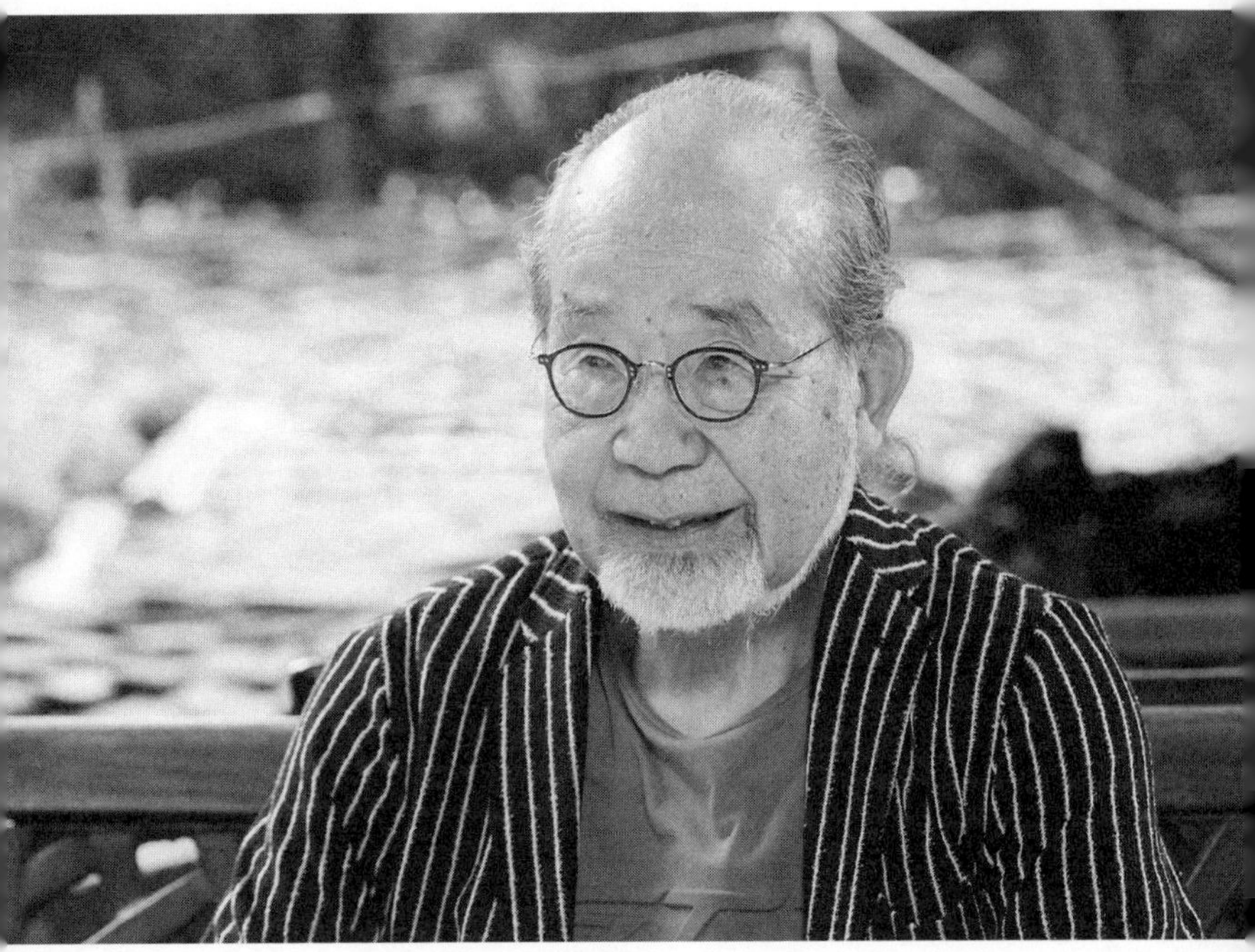

「元気で長生き」の人は〝ここ〟が違う

鎌田　内科医として僕が高齢者を見てきた経験では、長生きする人にはいくつかの特徴があることがわかります。

1 毎日「やること」を持っている。

2 ストレスを溜《た》めない、プラス志向のポジティブな性格。

3 社交的で、身だしなみに気を遣《つか》う。

4 好き嫌いが少なく、なんでもよく食べる。

5 定期的に運動をしている。

和田　確かに、毎日「やること」を持っている人は、元気はつらつと暮らしています。

鎌田　僕がいる長野県では年をとっても農作業に従事している人が多いんだけど、それだけでなく、毎日、朝のラジオ体操や、犬の散歩をしたりする人も多い。「やること」があれば、一日をダラダラ過ごすことがなくなり、認知力低下のリスクも下げられます。また、毎日やっていたことが急にできなくなるなど体の不調にも気づきやすく、病気の早期発見につながるなど健康面のメリットも大きいのです。

和田　しかも、毎日やることがあればポジティブになり、ストレスが溜まりにくい。

鎌田　「ストレスは万病のもと」という言葉がありますが、ストレスは精神疾患や生活習慣病など、さまざまな病気の原因となります。長く生きてくるといろいろなことが起きます。そのとき、「まあいいか」「これでいいのだ」と思える人はとても強い。

和田　まさしくその通り、納得です！

鎌田　僕は「年甲斐《としがい》もなく」という言葉が大好き。年甲斐もないことをしている人は元気な人が多い。こうした傾向の持ち主は、あまりストレスを溜めないようです。ストレスは免疫力の低下など病気のリスクを高めるだけでなく、ストレスや緊張が強いと顔や皮膚にシワができやすく、見た目も老けやすくなりますからね。

和田　「年甲斐もなく」行動している人は、とても社交的で友人が多いですよね。

鎌田　地域の公民館に集まって趣味を楽しんだりしている人は、とても元気。外出の機会も増え、体を動かすことが増えるので、健康面におけるメリットも大きい。また社交的であれば孤独感を感じにくく、精神的なストレスを遠ざけられますし、社交的なら、病気やケガになったとき、誰かの助けを借りられたりして、生活上の便宜も大きくなります。

和田　私の患者さんにも、好きな趣味に取り組んだり、興味のあるコミュニティやサークルを見つけて、積極的に多くの人と交流を持つことをおすすめしていますよ。

鎌田　しかも、人と交流すれば身だしなみが気になってくるはず。**長生きする人は身だしなみを整えたり、女性なら化粧に気を使う。これが大事なんです。**年齢を重ねると外見に構わなくなる場合もありますが、積極的に外出するようになれば筋力の低下が防げるし、身だしなみに気を遣うと、認知機能低下の予防になります。

和田　4番目は「好き嫌いがない」ですね。私もなんでもよく食べるほうですが……。

鎌田　こういう人は栄養の偏りもなく、健康で長生きしやすい。年をとると〝健康にいい食事〟と考えて野菜ばっかり食べる人もいますが、むしろ、肉や魚、大豆などのたんぱく質をしっかり摂ることを最優先すること。僕は長野県で50年間健康づくり運動をしてきましたが、その結果、長野県の平均寿命はいま日本一になっています。佐賀では「かまた塾」を作り、塾生1100人が「かまた流の健康づくり運動」をして、ついに佐賀県の女性は健康寿命日本一（2020年国民健康保険中央会の発表）となりました。ダイエットなんか一度もすすめていません。美味しいものを食べて、たんぱく質をたくさん摂って「筋活」をし、筋肉をつくることをすすめてきました。

和田　私も65歳を過ぎたら時々、ラーメン屋、トンカツ屋、焼肉屋に行ったりすることをすすめています。後で話しますが、食材は多種類摂るほどよい。そしてできれば、食事は誰かと一緒に食べることが大事だということも聞きましたが……。

鎌田　「孤食」の人は早死にしやすいんです。ある健康食品会社の調査では、100歳の人のうち8割以上が「誰かと一緒に食事をとっている」と回答しています。第5章で「高齢者の孤独と孤立」を取り上げますが、栄養面だけでなく、人と楽しく食事の時間を過ごすことも長寿の秘訣と考えていいはずです。

週3回の運動でめざせ！「老い方上手」

和田　そして5番目が運動ですね。

鎌田　定期的な運動は重要なポイント。筋力の低下、寝たきりのリスクを減らします。

和田　「最高の足し算的老い方」のためには、やはり運動の効果は大きいんですね。

鎌田　全身や脳の健康を維持し、認知症を予防するために、特にエビデンスのレベルが高いといわれているものの第一は運動。中年期における週3回ぐらいの運動が全身を健康にするだけでなく、認知症リスクが40パーセント下がるっていうんです。特にこれは、遺伝的に認知症リスクの高い人に対する効果が顕著に見られたそうです。

和田　週にたった3回でいいんですね……。

鎌田　年をとったら無理は禁物。年をとると激しい運動はケガのリスクをもたらすので、あくまで軽い運動でいいんです。ウォーキングやスクワットなど軽い運動で十分。ただし、続けることが大事で、健康寿命を延ばして好きなことを続けるためには、特に「脚」が重要になるからです。自分の脚で歩けなくなると、てきめんに生活の質が下がってしまう。だから歩くこと。そして続けることが大切なので、最初から無理はせず、ウォーキングなど軽い運動を週2～3日行うといい。厚生労働省では、週に2日以上、1回30分以上、1年以上継続してやっている場合を「運動習慣あり」としています。

和田　運動嫌いの私でも、適度に運動はしていますけどね（笑）。

鎌田　ウォーキングなどの有酸素運動が身体だけでなく、脳にもとてもいいというのは、研究結果からも明らかです。特に「最高の老い方」をめざすには、全身の健康と同時に、脳の健康も保っていかなければならない。酸素をたっぷり取り込んで行うウォーキングなどの有酸素運動をすると脳の血流が増え、それによって脳内で特定の細胞の成長を促すホルモンが放出されます。これらが増えると会話に関係する神経細胞が活性化され、記憶力の向上が期待できます。その結果、神経細胞同士の結合を高めたり、記憶の生成に関与したりする効果があるといわれています。

高齢者こそセックスを大事にしよう

和田　鎌田さんがいまあげた項目を見ても、何事にもポジティブに取り組むということが長寿の秘訣であることがわかりますね。

鎌田　それが、明日死んでも後悔しない人生の過ごし方をしようという意識につながる。その点は、和田さんの提言と共通します。

和田　特に私は「ストレスを溜めない」という項目に注目します。というのは、日本人は「引き算の健康法」に縛られていて我慢や無理を強いられているから。毎日の暮らしには我慢や無理がつきものですが、でも絶対に我慢して欲しくないことがあります。まずは「薬を飲むのに我慢をしない」こと。薬は必要最小限にし、飲みすぎはやめましょうということです。

次に「食事の我慢をしない」。食べたいものを我慢しすぎず、食べたいと思うものは食べることです。高齢になると、「健康を考えて食べる量を減らしなさい」『塩辛いものを避けなさい』『甘いものは控えなさい』『脂《あぶら》っこいもの避けなさい」なんて、口が酸っぱくなりほどいわれます。確かに60代くらいまではこれに従うほうがいいかもしれませんが、80もの高齢になったら、そんな常識は捨ててしまったほうがよい。食べたいものを我慢してダイエットをするなんて、自ら寿命を縮めるのと同じ。食べたいという欲求があるなら、我慢せずに食べればいいんです。そして3つ目が「興味あることを我慢しない」。

鎌田　**興味あることにフタをしないこと、**あるいは好奇心を旺盛にして、**関心があるものに打ち込むのは大事ですね。**「興味」や「趣味」というのは、生きがいを持つことに通じますね。興味あることは我慢せず、どんどんやってみる。それが生きがいをもたらし、健康長寿の秘訣になる。認知症の前兆にアパシーというのがあります。無関心、無気力、無感動。こうなってはいけないのです。好奇心を持ち続けることはとても大事。したいことはどんどんやるべきなんです、年甲斐もなくね。

和田　少し不謹慎に聞こえるかもしれませんが、例えば性的なこともその1つ。世間からは「年甲斐もなく」と非難されそうですが、健康面からいえばもっと積極的に考えていい。

男性ホルモンが増えるからです。男性ホルモンの効用は後で詳しく述べますが、日本人はとかくセックスをタブー視しがち。ですが本来、性欲は自然な欲求であり、とても大切なことです。もともとの日本人は性的には大らかだったのですから。

鎌田　周りからどういわれても気にしないことですね。それが元気の秘訣です。でも残念ながら、性欲は年齢とともに衰える……。特に男性は加齢で男性ホルモンが減るので、大きく低下します。反対に女性は、年をとると相対的に男性ホルモンが増えるので、性欲が多少上がる人もいます。でも性欲があることは恥ずかしいことではなく、男性も女性も可能なら、積極的に性の営みをするとよい。少し前に新聞の悩み相談で「毎日のように自慰をする自分は異常なのか」という投稿を見ました。79歳の男性です。

和田　それは男性ホルモンが十分に分泌されている証拠なので、異常ではなく、むしろ誇るべきこと。恥ずかしがらずに、楽しむべき。年齢を考えると、それがいつまで続くかわかりません。楽しめるうちに楽しんでおかなければ損だと思います。

鎌田　女性も同じですよね。はしたないなんて思わなくていい。性欲があるかないか、それは個人差ですが、性欲があるのなら、本能的に求めればよい。もし伴侶を亡くした人なら、新たなパートナーを求めたりすることに躊躇《ちゅうちょ》する必要はない。

和田　性欲がいつまで続くかわかりませんが、その日まで自分の能力や意欲を放棄しないことが、高齢者の生き方の重要なポイントなんだと思います。逆に性欲が落ちるということは男性ホルモンが低下しているということなので、意欲も落ちてしまうのです。

元気で長生きの源は「楽天主義」

鎌田　お酒に関してはどうなんですか？　「食事の我慢をするな」にも「興味にフタをするな」にも共通するようですけど。

和田　自分でコントロールできる範囲で楽しむのであれば問題ないですよ。ただし、朝から晩まで飲み続けるのは論外ですが。高齢になると時間を持て余すので、一日中飲み続けてしまう人がいますが、これだけは絶対に避けていただきたい。**基本的には人と飲むことが大切。**酒の席の会話はストレス解消にもなるし、脳の老化予防にもなる。また一人飲みと比べてブレーキが利《き》きやすい。体へのダメージを考えても、やはり家で飲むなら晩酌を楽しむ程度にしておくのが賢明でしょう。お酒の飲みすぎは足元がふらつき、転倒のリスクを招き、それで骨折しちゃうと寝たきりになってしまう。

鎌田　それこそ、ポジティブな志向で生きるということですね。哲学者アランの言葉に「幸福だから笑うのではない。笑うから幸福になるのだ」がありますね。「笑えと言ったって、笑えるほど楽しいことなんてないよ」という人もいるでしょうが、人間の脳と行動は繋がっているんです。だから、楽しいことを考えるとうれしそうな顔になるし、悲しいことを考えると憂鬱《ゆううつ》そうな顔になります。でも最初に笑ってしまえば、脳は楽しくなり、楽しいことを考え始めるんです。ですから毎朝鏡を見て、多少無理にでも笑顔をつくってみれば、一日が幸福な気分で始められる。笑うのは、楽天的に生きるために役立ちますね。

和田　実はね、**高齢者こそ無邪気になるべきなんです。**先ほどのマイナス思考ではありませんが、「いまさらやってもなぁ」などと思わないで、「やったことがないけどおもしろいかも」と考えてほしい。無邪気な子どもに帰ったつもりで、少しでも心が動いたら乗ってみるんです。そして子どものように、夢中になったりすればいいんです。人生経験の豊かな高齢者だからこそ、無邪気という特権を使ってみる。しかも高齢者ほど、無邪気でいることで可愛らしいおじいちゃん、おばあちゃんでいられる。**無邪気に楽天的に生きること、それが老化の壁を超える秘訣です。**

鎌田　それが「幸福感」ですね。長寿だから幸福なのではなく、幸福だから長寿になれるのです。そうですよね。ですから、いたずらに「老化」を怖がるのではなく、最後までどうやって「ピンピン」を保ち、「ひらり」と去っていくか、そのためにどうすればいいかを考える。鎌田流の考え方は、長さよりも人生の質。大事なのは「最高の足し算的老い方」ですね。それを模索しています。

最高の脳トレはパズルより好奇心！

和田　セックスは動物の本能ですが、その一方で相手に対する好奇心の現れですよね。私は、「好奇心こそ最高の脳トレ」だと思っています。人間が新しい習慣を身につけることは非常に難しいのですが、楽しみながら続けられることであれば長続きすると思います。それが趣味と好奇心です。楽しみながら何かに没頭することが最高の脳トレになる。趣味にハマっている人は、知的好奇心が次々と湧いてくるはずなんです。だから単純なパズルより、よほど脳の活性化に役立ちます。とくに前頭葉という老化しやすい部分にいいのです。

鎌田　知的好奇心が強い人ほど、高次認知機能を担《にな》う部位の萎縮《いしゅく》が抑えられているという研究があるよね。つまり、加齢による脳の機能低下が抑えられるというわけですね。

和田　そうです。私は精神科医だし認知症の専門家なので、いわゆる「脳活」といわれているる数独や仮名拾いなど、いろんな方法を知っているのですが、例えば数独なら、80歳になってもトレーニングしていると点数は上がる、つまり、人間の脳の能力は老化してもまあまあ使えるということ。ところが、もう1つおもしろいのは、数独の点数が上がっても、他のテストの点数が一切上がらないんですね。ということは、脳というのは一部分だけ鍛えても全体的にはあまりよくならないということ。例えば腕の筋肉を鍛えても足の筋肉が付かないのと同じで、もっと全体的に使うことが大事なんだということです。それを考えたら、**働くというのは、会話もするし計算もするし、多面的に頭を使います。最高の脳トレなんじゃないかなと思うようになっています。**

鎌田　和田さんは「定年退職するな」「生涯現役でいろ」と提唱されていますが、働くことは最高の幸福。この章の冒頭に挙げた「毎日、やることを持っている」に共通します。

ギリギリ最後まで仕事はやめるな！

和田　社会との関わりを持つという意味では、退職年齢は遅ければ遅いほどいいですね。

働いていれば、自ずと社会との関わりは深まりますからね。

鎌田　以前は60歳定年が普通でしたが、この退職年齢というのも大事な問題です。健康な高齢者では退職時年齢が1歳高いだけで死亡リスクが11％低下したというデータもあります。したがって、仕事はギリギリまで続けること、リタイアするのは遅いほどよいということです。早々にリタイアして生活費の安い地域に移住したいと思っている方も多いかと思いますが、**早期退職をすると60代前半ぐらいで脳の機能にマイナスの影響を与える可能性があるという研究もあります。**

和田　つまり、漫然と定年退職を受け入れてはいけない。脳の状態を考えると、その後にどんな生活を送るかまで頭に入れておく必要がありますね。

鎌田　生活が充実していると幸福感が生まれます。それを感じると、それがやはり脳によい影響を与えます。では、どんな人が幸福感が高いかというと、自分の好きなことを思う存分楽しんでいたり、社交性が高くて社会と積極的につながっている人、ボランティアのような利他的な活動をしている人ですよね。

和田　鎌田さんのボランティア活動には定評がありますからね。そんなふうに地域のボランティアをやること、あるいは地域の福祉のお手伝いをすること、地域で困っている人、弱っている人、弱い人を助ける活動をすること、それが脳にとても大きな働きを及ぼします。社会との関わりができれば幸福感も高められる。それが認知症の予防にもつながるというのですから、一挙両得ではないかと思いますね。

鎌田　僕は２つのＮＧＯ活動に関係していますが、両方とも一度もお金、交通費も含めてもらったことがなくて、少し自分の本が売れると寄付をするとか、そういうふうにしながらやっています。結局、持ち出しなんだけど、２つのＮＰＯの活動費に毎年２億円近くのお金を集めてきました。和田さんのように映画製作に大金をはたく度胸がないので、僕は〝安全な持ち出し〟をしてるんです（笑）。

和田　例えば鎌田さんを「聖」とすれば僕は「俗」ですから。「映画が当たるかもしれない」という〝よこしまな〟願いは常に抱いています（笑）。

鎌田　僕は〝よこしま〟も映画も大好き。大枚をつぎ込んで映画を作り続けている和田さんを尊敬しています。しっかり稼いでしっかり映画につぎ込んでいる。かっこいいなと思っています。

和田　それも好奇心の発露です。脳の成長に大事なことですね。

鎌田　脳は何歳からでも成長できるという意見もありますからね。老化現象だからといってあきらめるのではなく、楽しみながら脳の機能を維持することが大事。

和田　大人の脳はどうしてもゆっくりと老化していきますけど、コツコツと刺激を与え続ければ脳もパフォーマンスが上がりますし、老化を遅らせることも可能になります。

鎌田　僕が思うには、脳だけではなく、これは見た目にも大きな影響を与えますよね。前にも述べたように、脳が若々しい人は年をとっていても身なりがきちんとしていて、動作もきびきびしていて、受け答えもしっかりしています。でも、実際の年齢より老けた脳の人はそれとまったく逆で、おしゃれにもあまり力を使わない。見た目から脳の状態がある程度予測できてしまうということは逆に、見た目を大事にして精一杯おしゃれを楽しむなどをすれば、逆に脳に刺激が与えられ、若くいられる。

長寿の秘訣は〝働きがい〟にある

和田　私が鎌田さんを知るきっかけになったのが、長野が日本で一番の長寿県なのに、老人医療費が日本で一番安いという事実を知ったこと。大学病院型の臓器別診療よりも、長野型の医療というのを日本の医学界は見習うべきだと思っているんですけど。

鎌田　存外な褒め言葉、恐れ入ります（笑）

和田　長野県が長寿日本一になった秘訣は、高齢者の就労率の高さだと思っているんです。実際に住んでおられる鎌田さんはどうお考えですか？

鎌田　長野県が「平均寿命日本一」に上り詰めて、それを分析しようというチームがつくられてね。僕たちは「健康づくり運動」といって「減塩をしよう」「野菜を食べよう」と啓蒙をしていて、その意識改革が行動変容をさせたのではないかと思っていたら、最も効果的だったのが、高齢者の就業率の高さだとわかりました。働くっていうことが健康に直接つながっていることは確かですよ。減塩や野菜を食べるというのは、どちらかというと和田さんのいう引き算健康法、年をとっても働き続けるというのは足し算健康法。和田理論の足し算健康法のほうが強かったということですね。

和田　そうだとうれしいです。年をとればとるほど、自分のために働くという意味合いが強くなってくるはずです。例えば、年金もろくにもらえない気の毒な人たちもいるから、あんまり声高に言えないかもしれないけれど、年金がもらえているんであれば、働いて得たお金って多分、お小遣いにできるはずだと思うんですね。そしたら、そのお小遣いで旅行に行くにしても、うまいものを食べに行くにしても、やっと自分のために働けるっていうのは、すごく幸せなことなんじゃないかなって思うんですけどね。

人間は、誰かと一緒に生きるようにできている

鎌田　こんなアンケート調査があります。「人間の幸福」に関係するものは何かというと、1が健康、2がよい人間関係、3が自己決定できているかどうか、そして4が所得、5が学歴です。1、2はいうまでもありませんが、僕が特に注目しているのは3の「自己決定」のあり方です。悲嘆に暮れて生きるか、楽天的に生きるかは、自分だけが決められるものです。つまりいろんなことを自分自身で決めてきたかどうかが人生の幸福を左右する。健康づくりでも同じ。自分の命の主人公は自分です。

和田　4番目が所得で5番目が学歴だということですが、高齢になったら、いまさら所得も学歴も意外に役立たないのではないでしょうか。

鎌田　だから、1番から3番について、可能な限り足してみること。特に、積極的に社会参加をして、いい人間関係作りを心がけ、それから自己決定のあり方を見直してみることが大事。働くのは社会と関わるということですよね。「社交的な人は健康長寿」と話しまし

たが、僕は老化防止に何より大事なのはコミュニケーション、社会との関わりだと考えています。趣味も大切だけど、趣味だけの生活ではいずれ飽きてくる。やはり人間は、誰かと一緒にいるようにできているんです。65歳以上のうち単独世帯は562万人で、うち男性が約180万人、女性は383万人。この人たちに恋人ができたら、その人の人生は、もう〝花マル〟(笑)

和田 セックスも大事な相手とのコミュニケーションの1つですしね。何かに熱中するためには、伴侶や恋人、友人との交流が大事な要素ですよね。それが盛んなら、いっそう長続きしますもの。

鎌田 そうですよ。なぜコミュニケーションや社会との関わりが大事かというと、これが感情、認知、言語、共感性、社会性などに関わる脳のいろんな領域を駆使して行われるからです。特に社会生活をしていたらコミュニケーションは必須ですね。

和田 積極的に社会参加への機会を持つことは大事です。私が診ている人たちでも、認知症と診断されてからも住民サロンなどに顔を出し、地域活動や趣味を通して仲間と交流している人が多い。脳が刺激され、認知機能の衰えを防ぐことにつながっているようです。

鎌田 新型コロナウイルスの感染拡大で外出が難しい時期は電話やメール、ビデオ通話などが流行りましたね。ＳＮＳについては功罪が取りざたされていますが、コロナが治まったとしてもその手段を捨てることはないと、私は考えています。

和田　対面で人とつながるにこしたことはないのですが、電話やメール、ビデオ通話などによるオンライン面会で家族や幼児と定期的に交流することがとても大事ですね。

鎌田　ただ、特に男性は仕事の人間関係がすべてという形になりがちですよね。でも「もう一人の自分」というのが必要で、会社と家族にしかないという形を、もうちょっと広げていくことが大事です。**夢中になれるものをつくる**ことです。

和田　それが「**自己肯定感**」を高めることにもつながっていきますしね。

鎌田　ただ問題なのは、特に男性の場合、仕事以外では人間関係づくりが苦手な人が多いことです。その点、女性は地域とのつながりも深いし、趣味の講座ですぐ友達ができていく。男性も仕事以外のところで人間関係がつくれると、ますますいい形になるのかなと思うけれども……。

和田　現実問題として、仕事は人間関係のストレスを生む代わりに、人間関係が強制的につくられるものなので、会話もするし、うまくいくときもあれば、うまくいかないときもある。その意味でも脳の老化予防によいと、私も信じています。

免許は絶対に返納してはいけない！

鎌田　僕は今度『ちょうどいい堕落』という本を出そうと思っているんですよ。

和田　いいですね。鎌田さんが堕落なんて、とっても意外性がある（笑）。

鎌田　坂口安吾は「人間だから堕《お》ちるのであって、生きているから堕ちるだけだ。人間は永遠に落ち抜くことはできない。どんなに堕ちても適当なところで止まる」と言っています。堕落なんて怖がらなくていいんだ。堕落の上に「ちょうどいい」という言葉をくっつけると、おもしろく生きるためのヒントになると僕は思っています。

和田　私も歳とってくると、谷崎潤一郎だとか永井荷風のような、適度に羽目を外して、欲望に忠実な生き方が素敵だなって思えるようになってきましたね。

鎌田　谷崎潤一郎の『卍』『痴人の愛』……あそこまでいくと極端かもしれないけど、適度に羽目を外して、生きたいように生きるということに対して、やっぱりこの国はなんとなく足枷《あしかせ》が多いですね。

和田　「老害恐怖症」といっていいのかわかりませんが、「お年寄りは邪魔だとか」いわれると、ちょっと萎縮しちゃうところがある。「免許返納問題」にしても、統計学的に見てそんなに高齢者が突出して事故を起こしているわけじゃないし、死亡事故だって、「年寄りが……」という呪縛があるからそう見えるだけ。でも、やっぱり「高齢者の運転は危ない」とかいわれちゃうと、やっぱり萎縮してしまう。

鎌田　地方では、車がなければ移動手段がないのに、「お前らは動くのでさえ邪魔なんだ、危険なんだ」みたいないわれ方ってないだろうって、やっぱり思うわけですよ。だから和田さんは、絶対に免許を返納するなって、お書きになられていますもんね。

和田　そりゃそうです。警察官僚と取り巻きの医者がグルになって、75歳の運転免許更新では認知機能検査を受けなければならなくしてしまった。しかもその成績が悪いと精神科医を受診して「認知症でないかどうか」を診断してもらわなければならない。認知症と診断されると免許が失効してしまいます。長く老人医療にかかわってきた者として日頃から痛感するのは、認知症というものについて大きな誤解があるということです。

鎌田　ひとたび認知症と診断されたら、わけのわからないことを口走ったり、正常な判断ができなくなったり、高速道路を逆走するものだと思い込んでいる……。

和田　それは大きな誤解です。認知症であっても、軽いうちであれば運転に支障はない。

認知症で運転を続けている人も実はたくさんいます。にもかかわらず、ひとたび認知症と診断されたら免許は失効する。知り合いが診ている患者さんは、そのせいで農業が続けられなくなりました。

鎌田　仕事はなるべく続けたほうがいいのに、日本の警察が強制的に仕事をやめさせることに加担している……。免許が失効すると、トラクターにも乗れなくなる。

和田　農地の中だけならいいけれど、トラクターは家から畑や田圃《たんぼ》に行くのにも使う。つまり公道を走るわけですから、免許を取り上げられると、もう農業も続けられなくなる。私の知る認知症で免許を取り上げられたその人は、やがてうつ病まで発症してしまいました。

鎌田　認知症にまつわる誤解が、そうした悲劇をもたらしているんですね。認知症になったら一律に運転免許を取り上げるのは、高齢者にとって逆効果だと、僕も思う。

和田　ブレーキとアクセルを踏み間違えたり、逆走したりして高齢者が起こした暴走事故が問題になっていますが、そのほとんどは認知症によるものではありません。むしろ逆です。だって、認知症になったら免許を取り上げられるわけですから、大事故のほとんどは認知機能検査にパスした高齢者が起こしていることになります。つまりペーパーテストの成績と運転技能にさほど相関性があるわけではないということです。にもかかわらず、そういう思い込みが非常に激しくなっていて、そのために免許を返納してしまうと、とたんに活動範囲が狭まって、外出する機会も減ってしまう。すると、明らかに認知症になりやすくなるし、それが進行するわけです。

鎌田　確かに、免許取り上げは生存権を脅かすことになりますよね。2022年には75歳以上の高齢者の運転による死亡事故が379件発生したという。痛ましい交通事故を防ぐ取り組みは必要ですが、でも免許を返納すると6年後の要介護率が約2・2倍になるとの調査結果があるそうです。将来の要介護者を何百万人も生み出す可能性もあるのです。

和田　実際は、379件というのも数だけ取れば数年前より減っているんです。全体の死亡事故がもっと減り続けているので割合が過去最高になっただけです。それにこの年代の人は自爆（つまり被害者が自分自身）が4割で、人をはねる事故は2割程度。それを考えると、人をはねる事故は他の年代より多いわけではない。先ほど、「足りなくなる」ことの弊害を話しましたが、高齢者の交通事故の場合、動体視力が落ちてきた結果、飛び出してくる子どもが避けられなかったとかいう話ならわかりますが、報じられている事故のほとんどは、いわゆる暴走とか逆走です。ということは、意識が朦朧《もうろう》としていたのが事故の原因ではないかと考えられるのです。動体視力が落ちてくるために、例えば子どもが飛び出してきても気づくのが遅れるという場合、これは運転技術が衰えてくるという問題でしょう。でも、こういう事故はほとんど報じられていません。マスコミが取り上げるのは、年寄りが暴走したり逆走したりする事故ばかり。

鎌田　めったにない珍しい例だから、ニュースになりやすいのかな。

和田　その通りです。しかし、ふだん普通に運転している人が突然、暴走するというのは、実は意識障害を起こしていた可能性の方が高い。つまり意識が朦朧としていて体は起きている状態だから、わけのわからない運転をしてしまうということです。そのとき、たまたまアクセルを踏んでしまうと暴走になるし、方向感覚がわからなくなると逆走になる。それだけのことなんです。

鎌田　その意識障害の原因としては、何が考えられますか？

和田　年をとってくると、例えば血糖値のコントロールがうまくいかなくなって、ちょっと強めの糖尿病の薬を飲んでいると、血糖値が下がりすぎて意識障害を起こすことがあります。あるいは昨日眠れなかったので睡眠薬を飲んだのが脳に残っているために頭がボンヤリする。塩分を控えすぎて低ナトリウム血症を起こし、意識が朦朧とするケースもあります。ということは、意識をはっきりさせておくために、お年寄りにあまり薬を飲ませすぎると危険だという認識が広がらないといけませんね。そうしないと、事故の再発は防げないでしょう。意識障害がどの程度からんでいるかわかりませんが、5種類以上のポリファーマシー（多剤服用）で転倒の頻度が4割もふえるという話もありますから。

鎌田 厳罰化で事故が防げるというものでは、決してないんですね。

和田 若者の暴走族のような意図的な暴走事故なら、厳罰化で防げるかもしれませんが、意識朦朧の末に事故を起こすのなら、その状態にさせないことです。高齢者に薬を飲ませすぎないということも含め、根本的な対応が必要になると思います。

鎌田 でも免許を返してしまったら、あとは要介護にまっしぐら……。

和田 運転はできる限り現役で続けて欲しい。少なくとも地方に住んでいる方は絶対に早まって免許を返してはいけない。私はそう主張します。

元気な高齢者が日本を救う

和田 日本政府はいま、少子化対策に力を入れています。もちろんそれも必要な政策ですが、いま生まれた子どもが現役の労働力になるには20年以上の歳月を要します。20年先の未来の社会が実際どうなっているかは誰にも予測できません。現に、ＡＩ人工知能の発達は当初の予想より大幅に早く進んでいます。20年後の２０４０年代には、車はすべて自動運転になり、ロボットが宅配の車に乗っている可能性も十分にあります。ロボットなら、人間が一人では運べない重量の荷物を軽々と持ち上げ運べるでしょう。知的労働でも医師が行う画像診断などはＡＩの仕事になっている可能性があります。

鎌田　なるほど、20年後にいまと同じ仕事が残っているかはわからないので、少子化対策がうまくいったとしても、生まれてくる子どもたちに働き口を保障することは誰にもできないということですね。むしろ、ベーシックインカム、最低所得保障で彼らを支えなければいけない可能性だってある……。

和田　そう考えると、いまの日本を救うための最大の課題は、すでにいる高齢者たちに元気でいてもらうことではないでしょうか。

鎌田　元気な高齢者が増えれば、いま不足している労働力だってカバーできるし、消費も増えていくはずです。年金や社会保障にもよい影響を与えます。

和田　総務省の調べでは、日本社会には65歳以上の人口が約３６２０万人もいます。潜在力のある高齢者たちで、その８割以上が、介護も支援もいらない自立高齢者なのです。するとやはり、いまの日本のいろんな問題を解決する一番いい方法は、お年寄りに元気になってもらうことだと私は信じるようになりました。

鎌田　お年寄りが元気になるってことがとても大事。高齢者こそ人生の残りの時間を、最後まで自由に暮らせる時期なんですから、まず、いまよりちょっと元気になること、活動的になること、ポジティブに生きることを提唱したい。どうすればそれを実現できるのかを考えることですね。

「自己決定」を阻む壁を打ち壊せ!

鎌田　人間はやっぱり幸せになりたい。ではどうすれば幸せになれるか、やはり「自己決定」次第。それも世間一般に思われているように「オタク的な趣味だったら恥ずかしいけど、俳句をやるのは素晴らしい」というこれまでの〝常識〟の延長線上ではなく、「他人様がどう言おうと俺はこっちが好きなんだ」と「オタク」ありの自分を貫けばいい。

和田　何度もいうようですが、その自己決定を妨げるものに、「お医者さんのいわれた通りの生活をする」ことがあります。「引き算の健康法」です。でもそれは、あまり楽しくないし、我慢を強《し》いられる。そうでなく、「多少寿命が短くなってもこっちがいい」「どういわれても美味しい酒を飲みたい」「思う存分美味しいものを食べたい」とか。

鎌田　そういうことも含めて「寿命が絶対」のような考え方は捨てたほうがいいですね。別な生き方を選んでもいいのです。もちろん寿命の方を選ぶのもいいし、世間的な健康常識の方を選ぶのもいい。結局、幼い頃から、学校や職業を選ぶにしても、多くの人は世間の目や社会常識に捉われているような気がします。一度くらい、ワガママやってもいい。

和田　特にいまの高齢世代は、余計にそんな傾向が強いような気がします。自己決定をしたかったんだけど、できなかった人が多いように思います。しかし、年をとって、いろんな義務から離れれば、自己決定がしやすくなるはずです。でもむしろ周りの目に躊躇してしまうようなことが多い。

鎌田　幸福を邪魔する壁の1つが、自己決定を邪魔する壁。周囲の思惑や周囲の目に引きずられることですね。そういうものと無関係に、幸せに好きにしていいんです。それが個人の権利というものなのだし、健康で長生きする秘訣です。

POINT カマタ・ワダから「ひとこと」

★健康で幸せに生きる鍵は「自己決定」にある。「もういい歳なんだから」という意識は自分自身を縮こまらせ、挑戦する気力や可能性を抑え込んでしまう。

★そんな偏見に負けず、「新しいことへの挑戦を諦めずにポジティブに歳を重ねる」という「エイジウエル」の精神で生きよう。

★「自己決定」とは自分を貫くこと。やりたいことを我慢しない、興味あることにフタをしない……好奇心旺盛に生きれば自己肯定感が高まり、脳の老化予防につながる。

★そのためには、例えば高齢者こそSEXを大切にしよう！

★仕事はギリギリまでやめてはいけない！

★運転免許は返納してはいけない！

★そして利他的な意識を持って社会活動に参加すること、それが健康長寿の秘訣だ！

第2章
医師のいいなりにならない者勝ち!

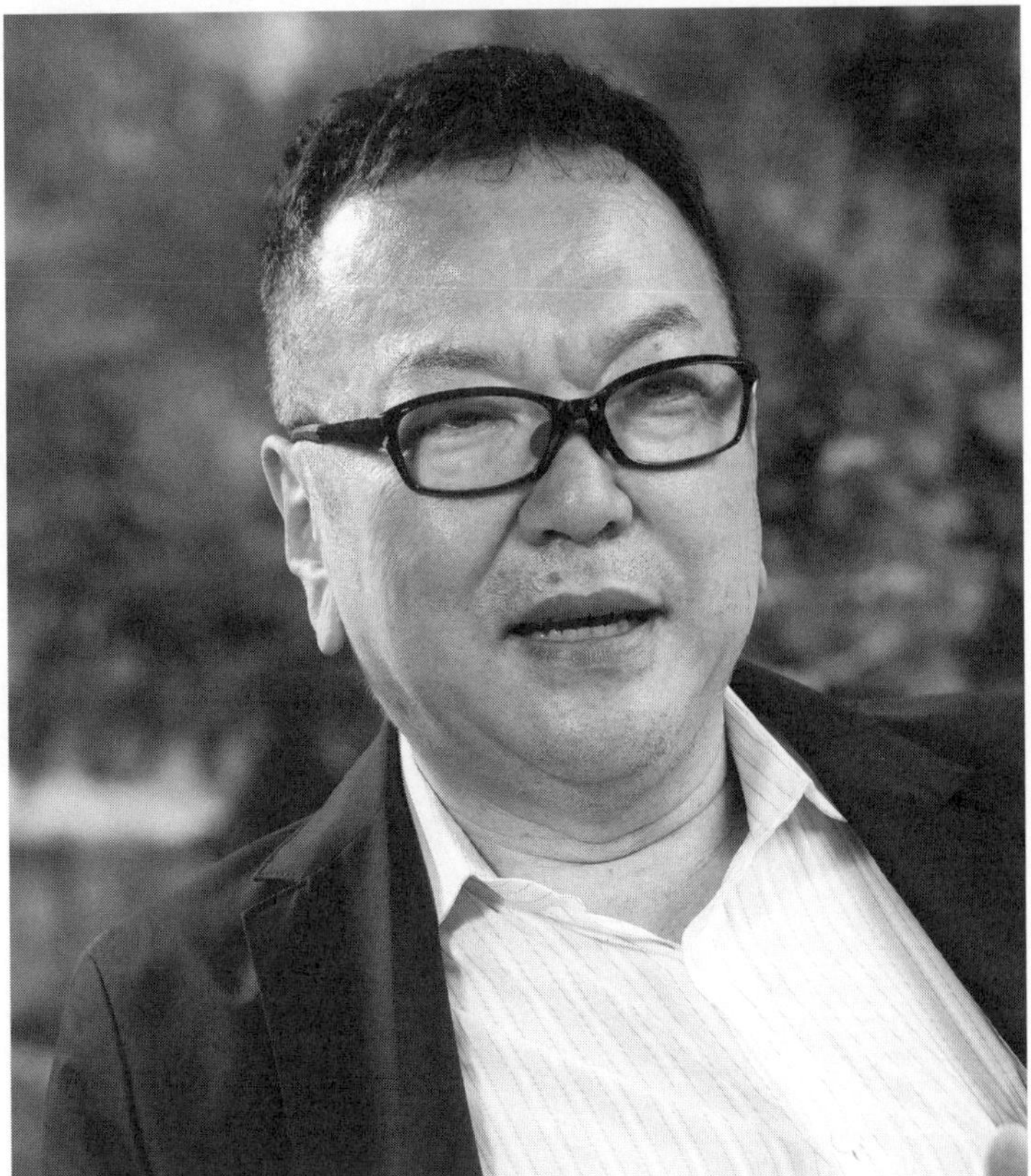

人生は「美味しいものをたくさん食べた者勝ち」

和田　冒頭で「引き算医療」の話をしましたが、私はつくづく日本の医者は無責任だなあと思います。「血圧を下げろ」「血糖値を下げろ」「コレステロールを減らせ」「痩せろ」などとやたらにいうくせに、そういう指導をしたり、薬を飲ませている群と、そうでない群とで、いったいどちらが死亡率が高いのが、大規模な追跡比較調査などはまったくやっていないのです。極端に言えば、それが患者の「自己決定」を妨げている。

鎌田　僕は美味しいものを食べることが大好き。だから「美味しいものを食べた者勝ちだよ」って言い続けてきた。その代わり運動をすること。それもウォーキングだけではなく、筋肉をつける「筋活」をすることを指導してきました。

和田　鎌田さんは、内科の診察室で患者さんと接するだけでなく、実際に健康づくり運動を行って、血圧を下げるようにしてきたんですね。

鎌田　正常血圧の定義は家庭で計測した場合は最高血圧が115で最低血圧が75ｍｍＨｇ以下、診察室血圧では上が120ｍｍＨｇ以下とされていますが、これを超えた場合には、少し体重を落とすために運動すること、減塩と野菜をたっぷりと食べてもらうことをすめてきました。そして基本的には140／90mmHg以下になるように生活習慣を変えること、つまり「行動変容」を促しています。

和田　薬を投与することじゃないんですね。

鎌田　基本的に投与は考えていません。でも、生活習慣を変えても血圧が下がってこない場合には、薬の投与を考えます。長野県に50年前に赴任したとき、脳卒中の事例や高血圧者が多く、生活環境も想像を絶するほど。お米や野菜は摂れるので、ご飯を3杯から4杯食べて、野沢菜漬けとしょっぱい味噌汁で食事をとっていました。しかも高齢者は家の外にあるトイレに馴染んでおり、家の中にトイレをつくった家でも、高齢者は自分の気に入った外のトイレを利用していました。冬、外のトイレに出て行ったときに急激に血管が収縮して血圧が上がり、脳出血を起こして救急車で運ばれてくる人が多かったのです。

和田　食事をはじめとする健康づくり運動で血圧を下げたことが、長野県を平均寿命日本一に押し上げたということですね。

鎌田　とても大きかったと思いますよ。ただし高齢になってきたら、血圧を150から160ぐらい、下が96ぐらいまでは、基準値を鎌田流に上げて、強い薬で無理やり下げることはしません。長く生きてきて動脈硬化が進んできているところに、血圧が下がりすぎると、さらに脳への血液の流れが悪くなる心配があります。80歳ぐらいになって、かつて血圧の薬を飲んでいた人がいまは薬を飲まずに様子を見ている人も多くいます。

和田 なるほど、**血流が悪くなると、脳は大きなダメージを受けますからね。**

「コレステロール・パラドクス」と「肥満パラドクス」

鎌田 冒頭の章で「コレステロール・パラドクス」に触れましたね。日本ではとかく「医者が「コレステロール値を下げろという」といいますが、コレステロールの問題では、欧米の人の高脂血症と日本人の高脂血症は桁《けた》が違う。だから**日本人の場合、コレステロール値を気にしすぎることはないんです。**というのは50年前、長野県へ来て、脳の細い血管で「ラクナ梗塞」というのを起こしていることを多く感じた経験があるからです。

和田 脳の細い動脈が詰まって脳の深部にできる小さな梗塞のことですね。

鎌田 原因は、脳の血管がもろくなっているからではないかと考えました。そのために血管が詰まって梗塞を起こしたりするのです。**そこで血管がもろいのは、むしろ栄養が足り**

ていないためではないかと考えて、できるだけ肉や卵や牛乳を飲んでもらうようにしたんです。時代とともに地域の人たちの食生活も変わり、欧米化しつつあって、40歳から60歳くらいの人のメタボによる肥満や高コレステロールが問題になっていたんですが、この世代には、美味しいものを食べつつ、まず1キロ痩せることを目標にしてもらいました。筋肉を減らさないで脂肪を減らすようにと、たんぱく質をしっかりと摂りながら脂肪分を減らし、野菜をしっかり摂る。こんな指導をしていったら、筋肉がついてきて自然に太らない体になっていく。そんな経験を、この40から60歳の世代の人たちに覚えてもらうように指導してきました。

和田　いま高齢者には、コレステロール値を下げる薬は出さないんですか？

鎌田　65歳を超したら、基本的にはやめる方向で診ています。コレステロールを減らす薬や高脂血症の薬をやめても、多くの患者さんは善玉のコレステロールも、悪玉コレステロールもそれほど大きな変化がなく、薬をやめても安全ということを確認しています。

和田　実際、コレステロールの8割くらいが体内で生成されるということで、２０１５年に厚生労働省は、日本人の食事摂取基準からコレステロールの上限値を撤廃していますからね。まさに高齢者の「コレステロールや肥満のパラドックス」ですね。

鎌田　そうです。むしろ、肥満といっても「ちょい太」の人のほうが認知症のリスクが少なかったり、寿命が長いことがはっきりとわかっています。中年までは肥満や高脂血症は、将来の高血圧や動脈硬化などに影響を与えるので、生活改善をして高コレステロールなどを防いでおいたほうがいい。そういう指導で、僕は地域の方々に対応しています。しかし、65歳を過ぎた高齢者になると「肥満パラドックス」というのが起きて、**少し太っている人のほうが寿命が長いことがわかってきました。**僕は18年ほど前に『ちょい太でだいじょうぶ』（集英社）という本を書きました。メタボ検診の嵐が日本中で吹き荒れている頃で、みんながメタボ、メタボとメタボを槍玉にあげていた。あまりにもみんなが洗脳されすぎていましたが、高齢者は少し太っているほうが、コレステロールが少し高いほうが寿命が長い。そんな考えのもとに、70歳を過ぎた人たちのコレステロールの薬はできるだけ見直しをして、やめるようにしました。

和田　年齢やその人の人生観に合わせて生活習慣を少し変えることで、薬に頼らない治療をすることができるんですね。

鎌田　一貫して、僕の健康づくり運動では、ダイエットをすすめたことは50年間、一度もありません。僕は「美味しいものを食べた者の勝ち」という主義で、自分自身もその言葉通り、美味しいものを食べることに目がありません。でも、美味しいものを食べ続けて太りすぎることのないように、ごちそうがいっぱいあるときは炭水化物、ご飯やうどんには手を出さず、おかずだけをしっかり食べ切ることを心がけ、患者さんにもそういう説明をしています。ただ、極端な炭水化物断ちをすることは一切ありません。

コレステロールが高いほうが「うつ」になりにくい

和田　「コレステロール」に関しては、私は高齢者の場合、コレステロールはむしろ高めのほうがいいと思っています。

鎌田　それはそうですよね。死亡率はあまり変わらないですからね。むしろコレステロールが低い人のほうが死亡率が高いですからね。年をとるにつれて、物事に対する意欲も徐々に低下していきますよね。その理由の1つが、セロトニンの減少ですね。このセロトニンが減ってくると日々の幸福感は薄れ、ハツラツとした感情や若々しさ、活動する意欲が低下してしまいます。これが「心の老化」。でも年をとったとしても、生活習慣を改善することによってセロトニンの減少は防ぐことができる。その最たる方法が、何度も述べているように**肉を食べること。**セロトニンの材料となるのはトリプトファンというアミノ酸なのですが、それが多く含まれているのが肉だからです。肉を積極的に取ることでセロトニンの生成が促進されて意欲低下を防ぐことができます。

和田　90歳、１００歳を超えても元気な人には肉好きな人が多いですね。でも「高齢者ほど肉を食べよう」というと、必ず「コレステロール値が上がるのが心配」という声が上がります。

鎌田　コレステロールが体に悪いというのは、そもそも間違った思い込みですよ。前にも述べたように、むしろ、**老後を元気に過ごすためにはコレステロールは不可欠な物質なんです。**そもそもコレステロールは、人間を含めた動物の体を形づくる脂質の一種であり、性ホルモンや細胞膜の材料になるなど、生命体には絶対に欠かせないもの。加えて、コレステロールは脳内でセロトニンを運ぶという役割がありますから、**コレステロール値の高い人の方がうつ病にかかりにくい**とも言われています。また、コレステロール値が低いと男性ホルモンが減ってしまう原因にもなります。さらに、**がんになりやすいというデータもあります。**確かにコレステロールが高すぎると高コレステロール結晶になり、動脈硬化を引き起こすリスクが高まるのですが、少なすぎても血管が脆《もろ》くなり、脳卒中を起こしやすくなってしまう、このことを覚えておいてほしいですね。

和田　コレステロールは悪者だという間違った思い込みにとらわれてはいけませんね。気にしすぎて、逆にコレステロールが不足してしまうのがよくない。だから私は、乳製品や卵や肉をおすすめしているわけです。

むしろ「低血糖」のほうが危険なのだ!

鎌田　和田さんは糖尿病の持病がおありですよね。糖尿病を持ちながら、ワインが好きだし、美味しいものが好き。どうやって、糖尿病を抱えながら好きなことをやり続けることができるのか?　これめちゃくちゃ興味があります。和田理論を教えてください。

和田　私は自らの信念に従い、私自身が人体実験のつもりで、一般的な医者の多数派の意見に従わず、自分自身の判断で持病に対応していくことに決めたのです。例えば、血糖値が６６０㎎／dℓあったのですが、毎日歩くことで、薬を使わないでも３００前後まで下げることができました。でも毎朝、機械を使って血糖値を測り、ときには３００㎎／dℓを超えた日は薬を飲み、下回っている日は飲まないことにしています。ただ、眼底と腎機能の検査だけはしているので、それが落ちてきたらちょっと考えようと、それだけのことなんです。糖尿病の評価の重要な指標となるＨｂＡ１ｃ（赤血球内のたんぱく質の一種で、全身の細胞に酸素を送る働きをするヘモグロビンにブドウ糖が結合した割合を示す）も、９～10％ぐらいでコントロールしています。

鎌田　世界的なデータで見ると、いまＨｂＡ１ｃの正常値は６・２％までということになっていますよね。

和田　でも糖尿病の患者さんに関していえば、７から７・９％のときが死亡率は最も低いというアメリカの大規模調査があります。だから私も、本当だったら10より低い８とか７・５あたりを目標値にしたいんですが、思うところがあって、10％あたりでコントロールしています。

鎌田　ほう、その理由は？

和田　低血糖というのは脳に対してダメージが大きいという信念からです。私が浴風会という病院にいたときには、糖尿病の人たちがアルツハイマーになることはあまりありませんでした。糖尿病の人はボケない、というのが併設されたホームでの言い伝えでした。そのホームでの追跡調査では、糖尿病の人も境界型の人も正常の人も生存曲線に差がなかった。血糖値が高くてもボケるわけではないし、死者が増えるわけでもないので、糖尿病を無理に治そうとはしなかったのです。ところが、福岡県久山町における九州大学の調査では、糖尿病の人たちはアルツハイマーになりやすいという結果が出た。久山町では糖尿病と判断されたら全例、治療を受けている。治療を受けると、必ずといっていいほど低血糖に陥《おちい》る時間帯ができるんです。

鎌田　低血糖を起こした後、回復が遅れると低血糖脳症が起き、脳機能にいろいろな障害が残ることもあります。低血糖発作は短期的に見ると命に関わることもあるのですが、薬によってコントロールしている人たちは、短期的な低血糖発作の注意がよくされますが、低血糖を繰り返すことで長期的な障害が起きることに関してはあまり語られていません。長期的に見ると、低血糖は脳機能に問題が起きることや、不整脈や狭心症、心筋梗塞など、心臓発作を起こしやすくしているという報告もあります。

和田　実は糖尿病というのは「血糖値が上がる病気」ではなくて、「血糖値が不安定になる病気」なんですね。だから糖尿病のない人は、めったに低血糖の発作なんて起きないのですよ。ところが糖尿病のある人は低血糖の発作が起きる。発作が起きたときに血管や神経細胞とかがかなりダメージを受ける。私が血糖値を３００㎎／dℓくらいでコントロールしているのは、それなら低血糖の時間帯はできないだろうと思っているからです。

鎌田　もし目標値を100、正常値に近い100とかにすると、どうしても低血糖の時間帯ができてしまうということですね。

和田　そうです。だから低血糖を起こさないために私がやっていることは、ちゃんと「三度三度の食事をとる」とか、あるいは多少高めの血糖値を目標値にするということです。

鎌田　難しい患者ですね。和田さんが僕の患者だったら、血糖値200ぐらいに抑える目標を立て、それでもダメならインスリン治療をすすめると思います。朝の血糖値が180くらいに落とせないか、食事と運動でコントロールしようと思います。HbA1cを6・8から7・2くらいの間にコントロールできると、糖尿病による合併症を少なくさせることができます。極端に高い血圧や極端に高い血糖値に慣れてしまっている患者さんを、すぐに正常値を目指して急激に下げることはいいことでは決してありません。HbA1cは7・2ぐらいにせめてしたいけど、9だった人にはまず8ぐらいに改善することを目標にしていきます。8になったら次は7・8。そんなふうに僕は患者さんに指導してきました。でも和田さんの置かれた状況になったら、いまの和田さんの治療方針、苦渋の選択ですが、確かにこれでいいかなと思いますね。

和田　鎌田さんからお墨付きをいただいて、ひと安心です(笑)

鎌田　諏訪中央病院には慢性心不全外来というのがあります。そこでは「糖尿病や高血圧は慢性心不全の第一歩」という考え方をしていて、理学療法士や管理栄養士たちがチームを組み、薬でなく、血圧や血糖値のコントロールをするように生活指導を中心に、10年後の心機能の低下を防ぐよう「行動変容」を促す外来を行っています。

和田　糖尿病にはI型とII型の2種類がありますね。I型はインスリンが出なくなる病気だからインスリンを足さないといけないのですが、私はII型糖尿病でインスリンレセプター(受容体)がおかしくなるのが主因。そこで「フォシーガ」という薬を飲んでいます。

鎌田　飲んだ日は、ちゃんと血糖値は下がりますか?

和田　そうです。だから「フォシーガ」がいいんだろうなとは思いますが、しかし無理して毎日飲むということはしていません。ということで、糖尿病に関していえば、低血糖を起こさないというやり方で、私は対応しています。

鎌田　なるほど、糖尿病は血糖値を下げる力も弱まるが、上げる力も弱めるといわれています。急激に低血糖を起こしたときに上げる力がない。自律神経の機能も衰えてきます。冷や汗が出たり、手が震えたりなどの自律神経の障害を思わせるような症状もない「無自覚低血糖」というのもありますが、これは血糖値を上げるグルカゴンやアドレナリンの分泌が弱まっているためです。低血糖を心配する和田さんの考え方には納得です。血糖値300でコントロールするやり方で、和田さんご自身が80歳、90歳まで生きられたら、「和田秀樹の言ったことは意外に本当だったじゃないか」ということになりますね。

和田　つまり〝医学の常識〟と私の主張のどちらが正しいか、自分自身の体で実験中なんですが、困るのは、その結果が出るのに少なくとも10年はかかるということです。高い血糖値をそのままにしていたせいで、あと10年もしないうちに糖尿病でボロボロになったり、人工透析をすることになったり、目が見えなくなったりすれば、「あいつ偉そうなこといっていたけど、やっぱり一般の糖尿病の医者のいっていることのほうが正しかったんじゃないか」という話になると思います（笑）。あるいは逆に「和田さん、若いね。70過ぎなんてとても思えないよ」といわれているかもしれない。

鎌田　内科医からすると、本当に厳しい。5年、何も起きなかったら「和田の勝ち」と言ってもいいくらい。怖いのは冠動脈や腎機能の異常、それから眼底出血の3つ。

和田　「こうなったらまずい」という点にだけは対処するようにしています。幸いなことに、CTでも冠動脈の異常は見つからない、腎機能も糖尿病が見つかって約5年なんですけど、いまのところ落ちてない。眼底も5年間まったく大丈夫……。

「一病息災」くらいがちょうどいい

鎌田　やっぱり年をとったら、何かしら病気を抱えているのは当たり前なんですよ。僕なんかもいまのところ糖尿病の気があります。僕は家庭の事情が複雑で、血のつながっている親と育ての親の両方がいるのですが、実の父親が糖尿病だったんです。会ったこともないのですが、重い糖尿病で透析を受けるようになって、脳卒中で亡くなったという話を聞いています。糖尿病は60%ぐらいの遺伝リスクがあるので、僕も時々血糖値を測っています。一時高い時期がありましたが、おかずがいっぱいあるときは炭水化物を摂らないなどの注意をすることと週2回の運動で、いまのところ血糖値は正常に落ち着いています。「美味しいものを食べた者勝ち」なので、トンカツもラーメンもよく食べに行きますよ。

和田　どんなに注意していても、年とともに、いろんな問題が起きてきますよね。

鎌田　それに、白内障が進んで視力が低下してきました。「次回の免許の更新は難しい」といわれ、2024年4月に白内障の日帰り手術をすることにしました。冬の間はスキーを優先していたいので、春に手術の予定を組んでもらったのです。僕は、60歳を過ぎたら美味しいものを食べることだけでなく、好きなことをやることを優先して生きてきましたが、いまもそんな選択をしながら、上手に医療を利用するようにしています。

和田　私もそれなりに病気を抱えていますが、いまのところ健康だし、仕事もできているし、人間関係もむしろ増えている。「一病息災」の部類でしょうかね。

鎌田　そうです。僕が出した『ちょうどいいわがまま』に書いた通り、やはり「一病息災」くらいがちょうどいい。

和田　「ちょうどいいわがまま」という発想はすごく大事ですね。総じて日本人はパーフェクトを求めたがる。コロナ禍でもゼロコロナを求め、検査値の異常をゼロにしようとか、そういうことばかり考えてしまう。でも「ちょうどいい」というのがあるはずなんですよ。

医師との付き合い方を自分で決めよう

鎌田　和田さんは自分を使って人体実験をしているわけですが、でも、医者の言いなりになっているだけでなく、実際に試してみようという発想は大事ですよね。

和田　人体実験の第2弾として、高血圧でも試しているんですよ。高血圧は糖尿病よりもっと多く「国民病」とも呼ばれています。

鎌田　そうか、高血圧か……。でも、年をとれば血圧が上がるのは当たり前。糖尿病も同じですが、年をとると血管の壁が厚くなるので、血圧は少し高めにしておいていい。

和田　そうですね。でも私の場合、糖尿病以上にまずかったのが、高血圧を放っておいたせいで、心不全になってしまったことです。幸いなことに利尿剤を飲んだらほとんど症状が消えたのですが、でも、おしっこはものすごく近いので不便は確かにある。上手にwith心不全with高血圧with糖尿病で生きようと思っていますが、それは、血圧が低いと脳に酸素がいかないし、血糖値が高くないと脳にブドウ糖がいかないということになりかねないと思うからです。逆にいえば、年をとって血圧が低いと頭がフラフラする、血糖値が低いと低血糖みたいな冷汗が出たりオシッコを漏らしちゃったりすることもあるわけです。

鎌田　もともと血圧は高かったんですか?

和田　長いあいだ高齢者を診てきたのに、自分の血圧の高さはまったく無視していました。たまに血圧を測ってみると、必ず200㎜/Hgを超えていましたが、約5年間、それを放置していたんです。ところが、まだ60歳になっていなかった知り合いが、急性心筋梗塞で突然亡くなってしまった。

鎌田　内科医としては、血圧200㎜／Hgのはじめのときに治療を開始したかった。「心筋梗塞」は、心臓を取り巻く血管が詰まって突然死を引き起こす。やはりとっても怖い病気です。

和田　血圧が高いのを放っておいたこともあるし、そこで、自分の心臓がどんな状態なのか、一度診てもらったほうがいいという話になりました。そこで、たまたま私の同級生が、大阪で開業して心臓のクリニックを始めたというのでお祝いをかねて、大阪まで行きました。心臓を取り巻く動脈が細くなっていないか、狭くなっていないかどうか、もし狭くなっていたら、治療もそこでしてもらおうというわけです。

鎌田　カテーテル手術ですか？

和田　そうです。心臓を取り巻く冠動脈という血管が細くなっていて血液が詰まりそうなところがあったら、先端にバルーン（風船）が付いた「カテーテル」という細いチューブを入れて、バルーンを膨らませて広げる。同時にステントという管みたいな器具を入れて血管を補強し、血液を通りやすくするという治療です。その大阪の同級生がそれの名人と言われていたそうなので、覚悟していきました。

鎌田　無事に成功した？

和田　結論からいうと、血管はけっこうボロボロだったのですが、幸いなことに冠動脈には大した動脈硬化もなく、詰まりそうな箇所は1つもなかったので、バルーンもステントも入れる必要はなかったんですが、大きな問題が二つありました。

鎌田　もしかして、血管年齢が老化しすぎているとか？

和田　そうなんです。とにかく動脈硬化がひどい。当時、私はまだ48歳だったのに、血管年齢は90歳という判定。もう1つは、心臓に筋肉がつきすぎていること。血圧が高いということは、心臓の鼓動の動きが強いということです。

鎌田　運動をすると筋肉がつくように、心臓も頑張って動いていると、筋肉がついちゃうんです。高血圧性心疾患ですね。

和田　心臓に筋肉がついても外側に広がってくれればいいけれど、やっかいなのは、内側に広がって心室のスペースが狭くなってしまうこと。心室がいよいよ狭くなってくると、「心不全」といわれる状態になる。1回に送り出す血液の量が減ってきてしまう。

鎌田　そうすると、ちょっと歩いただけで息が切れるようになっちゃう。

和田　ひどい場合は、喘息《ぜんそく》みたいにハアハアゼイゼイ言ったり、足がむくんだり、いろいろな症状が出てしまう。「心臓の筋肉、厚すぎだよ。このままだと心不全になって、歩くだけで息が切れるようになってしまうよ」と彼に注意されて、しかたなくその場で血圧を測ったら、やはり200㎜／Hg以上あって、「血圧を下げなさい」と血圧の薬を渡され、頑張って飲むことにしました。

鎌田　どれくらいまで下げたんですか？

和田　一般的に正常だといわれる140くらいまでと思ったのですが、220から140まで急激に下げたら落差がすごくて、頭がフラフラしてしょうがない。それでは仕事にならないので血圧の薬を減らして、いまだいたい160から170㎜Hgくらいの数値でやっています。これぐらいだと頭もシャキッとするし、調子もまずまずです。逆に140まで下げると調子が悪くなる。

鎌田　それでもお酒はやめない？

和田　もちろん、「酒をやめろ」と忠告はされました。でもいっこうにいうことを聞かず、これまでどおり飲んでいます。

鎌田　困った患者だ（笑）。しかし、こういう患者、好きだな。好きなことをやるために人間は生きている。そのために上手に医療を利用すればいい。220だった血圧を160にする。いい線、行っているように思えます。ただ、他の患者さんも同じように160でいいということではありません。170だった患者さんには、できたら150にならないかと、僕なら考えます。160だった患者さんは140。しかし、一律に正常血圧の120にしようなんてことは一切考えません。できるだけ薬なしでコントロールできれば、それに越したことはないのです。薬を飲む場合も、極力少なめにする。循環器の専門医は目くじらを立てるかもしれませんが、僕は和田さんのコントロールの仕方に納得ができます。でも、それからどうなりました？

和田　オシッコが近いのを別にすれば、とても心不全とは思えないような状態。相変わらず血圧は高めで、薬で血圧を160から170に下げるようにしている状態です。血圧も従来どおり安定していて、酒も相変わらず飲んでいます。少なくともそのほうが頭がシャキッとしますから、本もたくさん書ける。このひと月で9冊本を出したくらい、元気でやっています。「血圧高めのコントロール」が今後どうなっているか。脳卒中になっているか、こうやって元気でいるか、何ごとも実験ですね。

鎌田　確かに、病気の1つや2つあったって元気で生きられるということの証明ですね。

コントロールしながら生きていく方法もありますね。

〝わがままな患者〟でいいのだ！

鎌田　内科医の立場からいえば、和田さんは〝とんでもない患者〟の部類ですね（笑）。でも、とんでもない患者、嫌いじゃない。齢70を超えていくと、病気で手術するかしないかの判断も微妙になってきます。その人の人生観や健康度などを考えながら、するかしないかを決める。たとえ病気が見つかっても、手術を望んでいないとすれば、75歳を超して人間ドックを受けるのも意味がない。たとえがんの早期発見ができたとしても、手術は受けないっていうわがままな患者がいてもいいと思いますね。だけど、人間ドックで病気が見つかって、手術は受けないけども、薬を飲むぐらいなら妥協してもいいという場合なら、じゃあドックを受けて早期発見したら〝儲けもの〟という気持ちになるはずです。どちらがいいかは本人次第。僕はドック、70歳から受けていません。

和田　それぐらいはっきりしていれば、無理やり検査をする必要もないし、でも、妥協できる範囲のことはやろうということになると、痛くない検査だけはやりましょうっていう話になりますね。

鎌田　そうですよね。「何だったら我慢できるか?」ということになると思いますね。医師が「何だったら我慢できる?」と患者に尋ねて、「じゃあそれだけはやろうよ」という治療の決め方があってもいいと思います。

和田　例えば私は、とても運動嫌いでしたが、最近は散歩やスクワットをやっている。薬を飲むのは嫌なんですが、ちょっとした運動だったら我慢できる。

鎌田　これまでのように「医師の命令が絶対」という時代ではなくなっているんですよ。

和田　しかも残念ながら、医学はまだ発展途上の科学なので、いまだにエビデンスが確立されているものがほとんどない。例えば「血圧を下げたほうがいい」ということでも、血圧を下げることによって、どのぐらい死亡率が下がるとか、どのぐらい心筋梗塞が減らせるかという大規模比較調査が日本にはないわけですよ。

鎌田　健康づくり運動をしてきた内科医としての僕が10年前に和田さんを診察して、もう少し早めの血圧のコントロールをしていれば、心不全は起きなかったように思います。上の血圧が200で慣れてしまった身体にとっては、160から170にコントロールするのは、いまの状態としてはよい選択だと思います。

和田　ただでさえ中途半端な上に、個人差というものもありますからね。高血圧を放っておいても長生きする人もいれば、正常なのに脳卒中を発症する人もいる。例えばアメリカの有名なエビデンスで、血圧160の人が、降圧剤を飲んだ場合と飲まなかった場合、6年後にどのぐらいの脳卒中発病率の差があるかというと、飲んだ人は6％の人が脳卒中になって、飲まなかった人は10％が脳卒中になったというのがあります。

鎌田　10％を6％に下げることができたと見れば、降圧剤の服用はエビデンス的には効果があったとみるわけですけれど……。

和田　ところが、真面目に降圧剤血圧の薬を飲んでいた人でも、残念ながら6％の人が脳卒中になっているわけです。そこも血管の脆弱《ぜいじゃく》性なのか、それとも遺伝的なものなのかよくわかりませんが。もう1つ重要なポイントは、90％の人は飲まなかったのに脳卒中になってないわけですよ。そういうことも含めて、医者がいうことは、確率を下げることはできても、絶対ではないということです。

鎌田　でも医師の立場からは、確率が下がるということは大事なことでもあるのだけど。

和田　そこは間違っていない。でも残念ながら、運命に勝てなかった人が6％いるっていうことですよね。

鎌田　それはそうかもしれない。

和田　でも「あなたは血圧が高いから」と降圧剤をすすめて、「薬を飲んでいたら脳卒中にならないから」という説明をしたとしたら、これは明らかに嘘なわけです。6%の人がなるわけですから。「飲まなかったらなるよ」というのもウソなんですね。だから、われわれができることは、きちんとエビデンスを示しながら、患者さん自身に自己決定をしてもらうことだと、私は考えています。

鎌田　いまは「私はわがままだから」という和田秀樹型は少ないですけど、これからは自分流の生き方をきちんと持っている人が、少しずつ増えるようになると思います。2025年には団塊の世代がみんな後期高齢者に入るようになります。僕もこの世代なんですが、自分流を持っている人たちが結構多い。医療や介護を受けるときに、自分の人生観をちゃんと訴えるようになると、医療や介護の世界が変わってくる。そういう意味では和田秀樹的生き方は日本の医療を変えるかもしれません。そのためにも和田さんには元気で長生きをしていってもらいたい。

「チュージング・ワイズリー」のすすめ

和田　日本の医療の問題点として、私は「臓器別診療」で構成されていることがよくないと思っています。肝臓なら肝臓、腎臓なら腎臓といった具合に、個別の臓器に注目して診察するというスタイル。すると、**病気を総合的な視点から捉えるのではなく、専門の臓器の状態からしか診断しない。**

鎌田　その通りです。そこで諏訪中央病院では総合医の養成を丁寧に行っています。医学部の教授だった総合医の指導医をヘッドハンディングしたりしながら、総合医の教育を精力的に行ってきました。日本中の医学部から「諏訪中央病院病院の研修を受けたい」という希望者が増えてきました。総合医がいることで、専門医は仕事がしやすくなります。それぞれがお互いをリスペクトするようになって、地域の患者さんたちにとっては、とてもありがたい医療環境が整ってきました。

和田　高齢になると、病気を1つだけでなく、2つも3つも持っている人が多いですから、諏訪中央病院のように、総合医が診てくれれば、よりコントロールができますね。

鎌田　その患者さんに狭心症が起きると、病院内の循環器の専門医に紹介されていきます。コントロールがうまくいくと、また総合医がその人の主治医になって全身を診るようにしていきます。そういう医療を希望する若手の医師たちも多くなってきたように思います。ただ残念なことに、東京の大学病院や大病院ではまだ総合医は少なく、専門医が分立しているように思います。

和田　残念ですが、日本の医師には健康全体の専門家は少ない……。内科などの場合は、もっと幅広く診る人もいますけど、多くは臓器の専門家という例が多い。だから日本の場合、**「病気が治る」とは、「臓器の状態がよくなる」というに過ぎません。**基本的に専門分化医療なので、トータルで病気を診る総合診療はまだまだ少数派なんです。もちろん、臓器別診療が一概に悪いとは言えませんが、80歳過ぎの高齢者のような場合は、よくない方向に転がることが多いのです。例えば循環器内科の医師は、高齢者に「コレステロール値を下げる」ことを命じます。しかし、コレステロール値を薬で下げれば免疫機能が低下してしまい、がんが進行したり、感染症にかかりやすくなってしまいます。つまり、血管系の疾患で死ぬ人は減ったが、がんや肺炎で死ぬ人が増えたということが起こり得るんです。

鎌田　アメリカの約50の医学会が賛同して「チュージングワイズリー（Choosing Wisely）」

（賢い選択）という運動を展開しています。日本に限らず、従来、高齢者が大量の薬をいくつもの医療機関から処方され、たくさんの種類を飲み分けることが当たり前の光景になっています。でも、薬を飲み過ぎるのは、メリットよりも副作用のデメリットが上回る場合があります。

和田　よかれと思って施された医療が、実は患者のためになっていない、そんなケースが多剤併用の問題だけでなく、医療の現場ではよくあるんです。

鎌田　そんな、無駄で患者に不利益になる可能性が高い医療行為をなくしていこうという運動が「チュージング・ワイズリー」ですね。こんな例が挙げられています。

・入院中の寝たきりや座りっぱなしは禁物（米国看護学会）
・妊婦に安易に安静をすすめない（米国産科婦人科学会）
・古くなったというだけで、歯の詰め物を替えない（米国歯科医師会）
・膝の痛みにはまず手術以外の方法で対処する（米国スポーツ医学会）
・平均寿命から5年未満はマンモグラフィー不要（米国乳腺外科学会）
・甲状腺にしこりが見つかってもがんでないことが多い（米国放射線学会）
・大腸がんの内視鏡検査は10年に1度で十分（米国消化器病学会など）

・高齢者に問題があっても「認知症」と決めつけない（米国看護学会）
・子どもにCTやMRIを安易に行わない（米国脳神経学会など）
・子どもへの安易な薬は禁物（米国耳鼻咽喉科学会など）
・5つ以上薬を使っている人に、それ以上の薬を出さない（米国予防医学会）
・外反母趾《がいはんぼし》や足底筋膜炎で安易に手術しない（米国足の外科学会など）

先ほど、コレステロールのことを話しましたが、「70歳を超える高齢者のコレステロール値は下げてはいけない」「コレステロール値が低いほうが死亡率が高い」というものもあります。なのに、未だに日本では高齢者にコレステロール薬を出している医師がいるのは、問題だと思います。

和田　臨床的に経験したことをすぐに大規模比較調査をして結論を出し、旧来の考え方を変えるのは素晴らしいことで、日本の医者たちにも爪の垢を煎じて飲んでほしいですね。専門家それぞれが薬を処方してくれるんですが、気がついたらトータルで15種類も薬を服用していたという例もあります。こんなに多量の薬を飲み続けたらどうなるか、体に大きなダメージをこうむってしまうのではないでしょうか。

定期検診は受けなくていい？

和田　自己決定という意味でいえば、定期検診を受けるかどうかも問題ですね。「検査して悪いとこが見つかっても、どうせ薬飲む気ないし、それで生活が不自由になるのは嫌だから」と、検査を拒否する人がいてもいい。

鎌田　それも、その人の生き方。もちろん、逆の人だっていていいと思います。健康にいいということはなるべくしたいし、悪いということはしたくない。検査データに異常があればちゃんと治療したいという人がいてもいい。健診に関してアメリカは和田秀樹的です。「チュージングワイズリー」では、無駄な医療検査論争が起きて無駄な医療検査がやり玉に上がっています。その一つ、症状のない人が健康診断を受けるのはほとんど無意味。これはアメリカ的です。こういう人もいてもいいかもしれません。自己責任という意味で。でも、こういう人は検診を受けない代わりにジムへ通って「筋活」をするとか、何か健康増進の運動をしていることによって、検診を選択しないという手はあるかもしれません。

和田　「症状がない」というのは大切なことです。いま気持ちよく生きている人間が、生活を制限されたり、薬を飲んで気分が悪くなる可能性があるということです。いまの気分のいい生活を続けるか、具合が悪くなるリスクをとって病気を見つけてもらって少しでも長生きするか？　検診というのは、その選択をするという覚悟があってこそ受けるべきだと、私は考えています。

鎌田　偉い学者などが「エビデンス」とか「学説がどうだ」ということではなく、やはり「自分に合ってるかどうか」で自己決定するのがチュージングワイズリーのポイントだと思います。僕自身は70歳以上になったら検診しなくてもいいのではないかと思うんですが、日本ではなかなかその自己決定意識が高まらない。例えば中小企業の社長で社員に責任を持たなければならない立場なら別ですが、多くの人たちはもう検査はいらない。

和田　それから鎌田さんがおっしゃっているように、「痛い検査はしない」とか、自分流の選択は何かということを考えておくべきなんですよね。

鎌田　僕は75歳だけど人間ドック検査は受けていない。ただ自分が遺伝的に糖尿病になる可能性はあるので、年３回ぐらいは採血していますし、心臓の不整脈があるから心臓のエコーは痛くない検査なのでやるけども、カテーテルはやりたくないな、というふうに思うわけです。痛くないことならＯＫ。採血ぐらいまでは許せるし、エコー検査、心電図の検査ぐらいは必要に応じてやってもいいなと思っているんですよね。

和田　高齢者の場合、検査だけを受けるんじゃなくて、**検査を受けて悪かった場合の、結果を予想しておくべき**です。例えばがんの検診を受けるのはいいんだけど、検診を受けてもし悪い結果が出た時に手術をするのか、徹底的に戦うのか、それとも結局、何もしないのか。あとは天命に任せるって言ったら、その時点で検診を受ける意味ってないような気がするんですよね。例えば検査で異常値が出たときに、その後一生薬を飲むことになるかもしれないし、お酒が飲めなくなるかもしれない。つまり、検査そのものもさることながら、検査した後の苦痛だってあります。悪い結果が出たときに、その後の生活が不自由になることも覚悟して検査を受けるべきですね。そうでないと医師のいいなりになってしまいます。

鎌田　それが「プラスの健康法」ですね。本家アメリカでは、「予測される寿命が10年以内の人ががん検診を受けるのは無意味」と「チュージングワイズリー」がいっているのですから、**がんが見つかっても、**できたら**手術は受けたくないと思う人は、がん検診を受けなくてもいい。**そう僕は思っています。そして病気が見つかってから、自分の年齢に合わせて「手術じゃない、放射線治療を受ける」とか、「薬で治療する」とか、「いや緩和ケアを受ける」など、自分が最良と思える方法を選べばいい。それも一つの選択だと思います。その代わり、進行がんが見つかったときも後悔をしないこと。そんなふうに自分が強くなる必要がある。精神的にタフであることが大事になってくると思います。

和田　「予測される寿命が10年以内の人は検診不要」というのは、とても悲観的に聞こえますが、高齢者のがんは進行が遅いので、ほうっておいても10年くらいは生きられることが多い。つまり「受けても受けなくても寿命はさほど変わらない」という意味が含まれていると、私は思っているんですよ。

鎌田　したがって、「自分が70歳だったらもう受けなくてもいいんじゃないか」というニュアンスが含まれているのに、「80歳でもあと15年くらいは生きられる」と、80歳の人も検診を受けてしまっているのが日本の現実です。だから、がんが見つかっても手術はしないと思った人は、検診を受けないというのは非常にわかりやすい。そうしたことも含めて、自分の残りの寿命なるものとか、残りをどう生きたいかという意味も込めての「チュージングワイズリー」と考えてほしいですね。すべて人生の選択、自己決定です。自分流を作ってほしいと思います。自分流を作ればいいのだと思います。

和田　私は、例えば75歳のときに一度、「総ざらい」をやるのも一つの方法だと思っているんです。その時点で心臓のCTを取って冠動脈の狭窄《きょうさく》もなさそうだし、腎機能を調べたらそれも十分、眼底の検査をしたらそれも大丈夫だと話になったときに、その後糖尿病が見つかったとしても、よっぽどの重症のものでない限り、75歳の人が腎不全になったり、網膜異常や、冠動脈が詰まるほどの作用を及ぼすまでには10年ぐらいかかるわけです。なので75歳のときに大丈夫だったら、それほど糖尿病を恐れる必要はないと思っています。

鎌田　僕は「がんばらない」医者なので、自分もがんばらないし、患者さんにもそんなにむやみにがんばらなくてもいいと話しています。でも、専門家としては「ほんのちょっと変わる。運動や食事の行動変容」ということが大事だと思います。ほんのちょっと自分の意識が変わって少しでも結果が出れば、ドーパミンという快感ホルモンが出たりして、いい気分になる。そんなふうに「行動変容」していけばいい。

和田　鎌田さんの考え方がいいなと思うのは、無理をさせないことだと思うんですね。人間は結局、「体によかれ」と思っても、無理をすると続かなかったり、かえって体調を悪化させたりします。無理のない範囲でやることが大事ですね。人間って健康のために生きているわけではなく、よりよく生きるために健康でいたいと思うものです。無理をさせてまで検査で追い込むのが、日本の医療の悪癖だと思っているんです。

鎌田　「やりたいことを我慢しない」というのが和田さんの長寿の3つの秘訣の中に出ていましたね。先ほどのチュージング・ワイズリーも含めて、自分にとって何がいいのか、経験していく中で見つけていくっていうのが大事ですね。

和田　長い人生経験の中で幸せそうに生きている人は、「こういう生き方が自分には合っているな」というものを身につけているものですよね。残念ですが、人間は「不完全な決定」しかできないものなんですよね。自分の運命だって遺伝子だってわからない。身体にいいとされていることをしたから必ず長生きできるとか、悪いことをしたからって早死にするとは限らない。でも私は〝ひどい自己決定派〟なので、医者から目の敵にされているのですが、それでも最低限の自己責任の感覚は持っています。40代で糖尿病が見つかって、血圧も高く、血糖値も600だけれど、子どもがまだ小さいとなったら、子どもが成人するまでは生きていく責任があります。だけど、子どもが社会人になって、家のローンもおおむね払い終わったというように、ある程度の社会的責任を果たした後は、好きにさせてください というのが本音です。

鎌田　年齢によっても選択の仕方が変わってくる。和田秀樹的わがまま、大賛成！（笑）

「薬のすすめ方」で医者を〝逆診断〟

鎌田　そうなると、和田さんは、患者さんはどういうふうに現代の医療と付き合っていけばいいと考えていますか？　手術はしない、薬は減らせとすすめていますが、これを聞いて、「本当にそんなことをしても大丈夫か」と不安になる人もいるでしょう。

和田　極論をいえば、**よい医師に巡り合うまで諦めるな**ということだと思います。よく、「薬や手術を断ったがために医師から見放された」という声を聞きます。医療難民になってしまったというわけですね。私の知り合いには、肺がんが見つかったが手術はしないと伝えたところ、「じゃあご勝手に。手術をしないなら私にできる治療はない」と、医師にいわれてしまったというケースもあります。幸いにもこの人の場合は在宅医療の病院が見つかり、よい医師に巡り合うことができましたが、もちろん、医師は医師なりに患者さんのことを真剣に考えているんですが、それ以前に目の前の病気の治療を最優先に考えてしまうんです。特に大学病院などでは、人生や健康、ＱＯＬ（クオリティオブライフ＝生活の質）まで気を配ってくれる医師はまだ少数です。

鎌田　この在宅医の方のように、長期間にわたって診てくれるような総合診療医、あるいは経験豊富な町のお医者さんなら、健康状態の推移もわかりますね。個人の嗜好や習慣も知っているから、不調の原因も把握しやすく、よっぽど元気な体でいられますよね。いざという場合に自己決定する際にも、そういう医師のほうがアドバイスを受けやすい。

和田　ドクターショッピングというのはマスコミでいけないイメージで語られることが多かったですが、日本の医療を良くするためにも、賢いドクターショッピングならありだと思います。

鎌田　う〜ん。では医療難民にならないためにどうすればいいのでしょうかね。

和田　地域によって偏りがありますが、ある程度医師の数がそろっている地域であれば、ある程度、ドクターショッピングをして、自分の考え方を受け入れてくれるかどうかを探るしかありません。「患者である自分が医師を選ぶ」という選択です。

鎌田　医師である僕には、患者さんがどんなふうに自分を選んでくれたのかがわかりにくかったのですが、どんな老後を望むかによって選ぶ医師や病院も当然違ってくるし、実際に見て、話して、安心できる医師を自ら探し求めるのは大事なことですね。とはいえ、なかなか「これ!」という医師を見つけるのは難しいのでは……。

和田　そんな場合の、よい医師の見分け方は、薬について話をしてみることだと思っています。薬とは体調を改善するためのもの。だから、薬を飲んで具合が悪くなったら、それは悪い薬。そのことを訴えてみるのです。それでも「これはよい薬だから」とか「薬をやめて死にたくないでしょう」なんて取り合ってくれないようなら、その病院はやめておく。苦労はするけれど、その努力なしに、よい「かかりつけ医」は見つからないものです。

鎌田　副作用かもしれないなと思った場合は、薬を飲み続けたり、勝手に減らしたりするんじゃなくて、医師にちゃんと自分の思いを伝えることが重要です。「この薬を飲むと体がだるくなるんです」とか「頭がぼんやりするんです」などと、しっかり相談すること。

和田　そうです。まともな医師なら「そうですか、薬が合わなかったかもしれませんね」などといってくれて、「他の薬を試しましょう」とか「お薬を減らしていきましょう」とか、何かしらの対応をしてくれるはずです。そういった医師ならば、よいかかりつけ医になるはずです。患者の話をろくに聞かずに「薬を飲み続けなさい」なんていう医師は、患者を見ていない証拠。付き合うのをやめたほうがいいでしょうね。

鎌田　しかし、医師選びには、自分との相性もありますね。80歳ともなると、病院や医師へは具合の悪いときに行くので不安を伴う場所です。もし診察の度に気持ちが沈んだり、気疲れするような場合は、付き合わないほうがいい。僕は緩和ケア病棟の回診をしていた去年まで、若い研修医や医学生が僕の回診について来ます。そのとき、話をよく聞き、丁寧な説明をした後、必ず患者さんやご家族にエンパワーするように心がけるように話をしてきました。医師が患者さんやご家族の背中を押してあげること、元気づけをしてあげることは、とても大切なことだと教えてきました。

和田　医師も人間ですからね。やはり相性があるんです。話をしていて、気持ちがよいとか、真剣に話を聞いて対応してくれる医師なら、まずは合格点。その上で薬のことを話してみればよい。「嫌だな」と思ったら、さっさと次の病院を探して、「自分にとっての名医」を探しておくことです。「でも近いから」なんて妥協してはいけません。

生き方や考えを医師に伝えておくことが大事

鎌田　和田さんは、現代医療にとっても懐疑的、意見が過激ですね(笑)。

和田　みんなに真似をしろというつもりはありません。ただ、一般的ではないけども、まあまあ客観的データと思われる「常識の嘘」のようなものを考えて欲しいだけです。私自身がこんな治療方針であり、自分自身についてはこう対応しているという話に関しては、「こんな生き方もあるんだ」ということで自己決定の参考にしてほしいのです。

鎌田　降圧剤やコレステロールを下げる薬を使うにしても、ほとんどの医師は背景を詳しく説明してくれない場合が多いですね。

和田　医師と患者さんが話し合いをして決めるのが理想ですが、それが期待できない場合は、自分で情報を集めて自己決定するほかないと思っています。その意味では、さっき鎌田さんおっしゃったような医者と患者の関係は、とてもハッピーですよね。

鎌田　ハッピーだよね。結局、僕ら医師ができることって、なるべくわかりやすく、いろんな情報を与えてあげて、その中で、もうちょいましな選択ができるように、考えてもらうことにつきますね。

和田　どういう患者であれば、そういう関係を持てますかね。

鎌田　いまは医療も変わりだしています。以前はそんな患者さんのことを理解してくれる医者は少なかったけど、最近の若い医師は割合、聞く耳を持つようになってきています。

和田　若い医師のほうが柔軟ですね。

鎌田　だから患者さん自身も勇気を持って、自分の生き方や哲学をちゃんと伝えておくことです。すると「ではその方向で努力しましょう」といってくれるドクターが７〜８割はいるんじゃないかな。思いの外、変わってきていますよ。

和田　確かに、昔のように、「そんなことというなら来なくていいぞ」と切り捨てるような医者は、かなり減りましたね。

鎌田　例えばセカンドオピニオンを頼んだら、怒って返事もしてくれないなんていう医師がいましたが、いまはそんな医師は投書１本で院長から呼び出されて怒られてしまう。患者さんはセカンドオピニオンを要求するのに、びくびくする必要はありません。

和田　だから疑問に思ったことは遠慮なく、恥ずかしがらずに聞いていくことが大事ですね。鎌田さんのように、ちゃんと答えてくださるドクターばかりだったらいいんですが、ともあれ、自分の意思をぶつけない限りは、次の展開は見えないですね。

鎌田　諏訪中央病院の医師は、９割はそういうことを気持ちよく受け入れていますよ。他の病院でも、中には内心、むっとしながら紹介状を書く医師もいるかもしれませんが、セカンドオピニオンの紹介状を書かない医師はもう皆無ですね。

和田　時代は変わりだしたということですね。

鎌田　そうです。患者側も勇気を持って。少しずつ医者を変えようというぐらいの思い、日本の医療を変えるんだっていうぐらいの気概を持って向かって欲しい。そうすれば、かえって嫌な思いはしないですむんじゃないかな。

和田　特にいま、いろいろな情報が溢れていますから、取捨選択が難しいけれど、それこそ鎌田さんが先ほどおっしゃった自己決定を含めて、自分自身が行動変容をしないといけないわけですね。

鎌田　自己決定の積み重ねが、最後の最後に、病気という局面で現れるんですよ。特に団塊の世代以降の人たちは、自己決定を意識することが大事だと思います。病気になって自分で治療や闘病の仕方を決めるようになるために、**普段から自己決定のウォーミングアップをすることです**。「今日、どんな洋服を着ていこうか」とか、「今日何を食べようか」とか、自己決定の練習だと思えばいいのです。病気の治療も、自分の人生に対する考え方を通して決定をしていくといいように思います。

和田　でも、団塊の世代よりも上、いま75歳以上の人たちに自己決定といっても難しい人も多いのでは？

鎌田　そんな場合、僕は「共同決定」というのを進めています。医師と患者さんで共同決定をしていく。「どうしましょうか」といってもなかなかわからない高齢者に「AとBのどちらがいいですか」。それでも自分で選択ができないときには「僕が80歳だったら、手術をせずに放射線治療を受けますね」などと、自分自身の考えを述べながら、患者さんに自己決定を促すんです。当然、「それでも手術をしたい」という人もいますが、それでいいのです。共同決定という方法もあることを忘れないようにしてもらいたいものですね。

「もっと早くから運動していればよかった……」

鎌田　話を戻しますが、和田さんの場合は、病気のおかげで運動に目覚めたんですよね。それは糖尿病がもたらした〝恩恵〟ですね（笑）。

和田　おっしゃる通りで、糖尿病を通じて歩くことを覚えました。ものは考えようですね。神様が天罰を与えたのか、それとも神の啓示なのか、確かに嫌だったんだけど、でも歩いてみたら、意外に楽しい。私は子ども時代から運動が大嫌いで、逆上がりができないという理由で、子ども時代、いじめに遭ったりしました。それ以来、体育嫌いになって、それが度を越して、歩きもしなかった。45歳ぐらいのときに血圧が高いのがわかっても「歩くとかえって血圧が上がる」と、奇妙な理屈をつけて、一切、運動はしなかった。

鎌田　でもさすがに放っておくわけにはいかなくなって、歩くことにした……と。

和田　繰り返しますが、血管年齢が90歳だったもので、降圧剤を飲んで血圧を正常まで下げると頭がふらふらするんですよ。まずいと思って歩くことにした。糖尿病が見つかったときに、事情があって「インスリンは使いたくない」と思ったのですが、他の飲み薬があんまり効かない。それで「スクワットと歩くのがいい」とすすめられて、やってみたら、血糖値が下がったので、いまでも**ウォーキングとスクワットだけは欠かせません**。

鎌田　スクワットは効きますよ。僕は基本的に筋肉にこだわっているので、筋肉をつけて血糖値を下げるように指導していく。糖尿病の人にはスクワットをすすめています。80歳の人にも、外来でスクワットや幅広歩行を実演して教えています。

和田　それはいいですね。私も660あった血糖値が、ウォーキングとスクワットで300まで下がったのですから、「もっと早く運動しとけばよかった」と後悔しています。

鎌田　血糖値300は、医師の立場からいうと「とんでもない！」部類なのですが、「もっと早く運動しとけばよかった」と気づいただけでも効果があったはずですね。

和田　まさしくそう思います。病気のことを十分説明されずに、あやふやな方向に誘導して決められた場合と、きちんと説明をした結果、本人が納得して自己決定をした場合では、覚悟が違ってくる。

鎌田　家族にもその影響が広がっていくから、最期を看取った後の心残りがなくなる。そういう話し合いのプロセスが最も大事なのに、現代の医療はそれがすっ飛ばされてるわけなんですね。

和田　だけど結局、がんであれ、ある程度大きな病気だったときは、セカンドオピニオンを求めたり、そこで話を聞いて自己決定をしたりすることもあります。だけど一般的な病気で、検診や人間ドックで「血圧が高い」『血糖値が高い」といわれても、話し合いをすることがほぼないのが現実です。

鎌田　ほとんどないね。数値をそのまま告げられるだけというのが、いまの医療の現実。それが残念ですね。

POINT カマタ・ワダから「ひとこと」

★コレステロール値を気にしすぎるのは間違い。各組織の細胞膜はコレステロールで作られる。コレステロールは肌や髪をなめらかにしてくれる。コレステロールが材料となってたんぱく質が作られ、胆汁酸となって小腸に排出され脂肪の吸収や消化を促進する。

★メタボの原因である「肥満」も、実は少し太っている高齢者は寿命が長いことがわかっている。コレステロールは高めの高齢者のほうがむしろ長生きしている。がんにもなりにくい。またこの値が高いほうが「うつ」になりにくい。

★医師には70歳を過ぎたらコレステロールを減らす薬や高脂血症の薬をやめてもいいかと聞いてみたらいい。「賢い選択」の話を聞いて、話し合いをしてくれる医師は信頼していい。つまり「医者がいうことは絶対ではない」ので、その付き合い方も「自己決定」が大切。勇気を出して「よいかかりつけ医」を見つけよう。

★例えば、「75歳を超してがんが見つかっても、手術は受けたくない」という人は、がん検診を受けなくてもいい。病気が見つかってから、自分の年齢に合わせて、最良と思える方法を選べばよいのだ。

第3章

「ボケの壁」を超えた者勝ち！

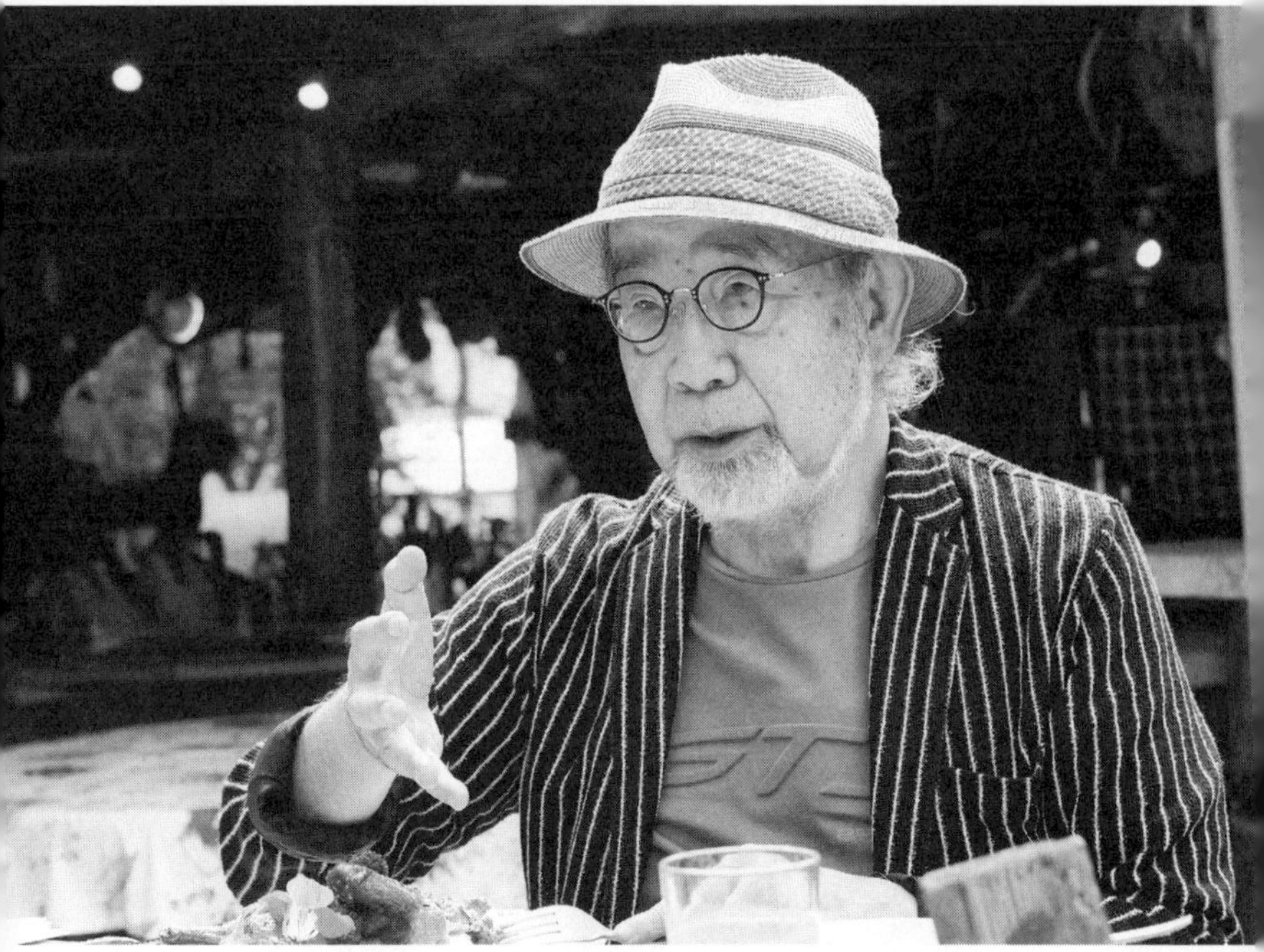

「認知症」が始まっても10年間は大丈夫！

鎌田　さて、人間が長生きできるようになって、にわかにクローズアップされてきたのが「認知症」です。認知症の患者さんは現在約６００万人、予備軍が約６７０万人。合計約１２７０万人が危機にさらされています。

和田　そうですね。そうなるまで生きていられるのは人間だけだから。

でも、ひと口に認知症といっても、軽いものから重度なものまで症状はいろいろ。確かに、重症になると会話も通じなくなる、子供や奥さんの顔もわからなくなる、自分の名前まで忘れることもあるわけですが、実は、**軽いうちならそれまでと変わらず、仕事も日常生活もできます。**

鎌田　でも一般には認知症と判断されたらもうアウト、日常生活は営めない、正常な意識は失われ、人生も終わりという誤解がありますよね。

和田　先述したように、運転免許問題でも、認知症が進んで運転に危険が生じるようになったので免許失効というのなら話はわかります。でも、認知症即失効というのは筋違い。

鎌田　認知症についてのもう1つの誤解は、大声を出して暴れるとか、徘徊するとか、便をこねるとか、そういう異常行動を起こす病気だと思われていることですね。

和田　厚生労働省の推計では、認知症患者は2025年に700万人になるそうですから、現在は全国に少なくとも650万人はいると考えられますね。するとだいたい国民の20人に1人は認知症だということになる。もしも認知症の人が全員徘徊して回ったら、一度に**1000人が渡る渋谷のスクランブル交差点は青信号ごとに50人の認知症患者が徘徊することになる。**認知症の人がそんなに大勢歩いているなんて想像できません。

鎌田　徘徊するのは、せいぜい認知症患者の数パーセントくらいでしょうね。

和田　大声を出すという例も、私の見る限り、そんなに多い症状ではない。認知症というのは、実はほとんどが脳の老化現象ですから、基本的にはだんだんおとなしくなって何もしなくなる。「お母さん、最近あまり出かけなくなったな」とか、「着替えをしなくなったな」とか思っているうちに、急に息子に敬語を使い出したりして、それで初めて気がつくというようなことが多いんです。

物忘れがひどくなったって会話は普通に成り立ちますから、気づくのが遅れる。それはやはり、目立たない病気だからです。

鎌田　でも、認知症の診断を受けたら「2、3年後にはもう何もできなくなる」と考えてしまう人がほとんど。「仕方ない、施設に入るほかないか」とすぐ思う人が多い。

和田　そんなことはないんですよ。最近は進行をある程度遅らせる薬もあるし、介護保険では、脳を刺激したり体を動かしたりするデイサービスも受けられます。それを使って認知症の進行を遅らせることもできます。

鎌田　でも多くの人は、物忘れが始まったらすぐにボケてしまうと思っている。実際にはそんな状態になるまでにどれくらいの時間があるんですか？

和田　だいたい10年程度の余裕はあるんです。だんだん物忘れがひどくなり、迷子になったりするので、外に出なくなる。やがて話が通じなくなっていく。でもそこまでには10年。軽症の間はそれまでと同じように仕事も生活もできるのです。

鎌田　僕の友人に認知症当事者会の共同代表をやっているSさんという人がいます。50歳で若年性アルツハイマー病を診断されて、いま70歳。絵が好きで、ボランティアと美術館通いをしているうちに自分でも描き出して、それをTシャツにデザインしてもらったりしています。この前、電話をかけてきて「肝臓を休ませたいと思うんだけど、休肝日は連続で2日間続けないといけないのか？」と聞くから、「好きなら、たくさんじゃなければ毎日でもいいけども、『今日はいいかな』と思う日ぐらいは休肝日にしたら」と話したら、「そうか、それもあるよね」と、うれしそうに笑っていました。

和田 アルツハイマーになったから終わり、というわけじゃないんですよね。

鎌田 彼は当事者会の共同代表として講演にも呼ばれるようになり、それが大きな張り合いになっています。彼はいまも施設で一人暮らしですが、自由にランチやジムに行っています。例えばボケたくないと思っている人は、これもダメ、あれもダメと細かなことを気にする人が多いけど、そうなってみたらそうなったで、やっぱり新しい世界が広がります。もちろん、残酷な現実はありますが、でも認知症になると、見える世界が変わってくるような気がしますね。年をとることって、全般的にそうで、足腰が弱って車椅子になったら終わりだと思っていたら、いざ車椅子を乗って好きに動いていると、それはそれなりに「この世界も悪くないな」って思うようになるんだと思います。

和田 見えない世界を恐れて生きるよりは、**そうなっちゃったときに出現する新しい世界を楽しむのが賢い老い方なんだということですね。**状況の変化に応じて楽しさを見つけられるかどうかが、大事になってくるんですよね。

80代になったら、誰だって認知症になっている

鎌田　認知症の有病率、つまり「ボケる割合」はどれくらいなんですか？

和田　60代で約2・5％、80代では約30％です。60代では約40人に1人だったのが、80代で約3人に1人が当てはまってしまう……。でもその後10年程度の余裕はあるので、そんなに悲観的になることはないんですよ。

鎌田　現在、要介護の原因のトップは認知症で18・7％。年をとると認知機能が低下していくと言いますが、**でも、高齢者のほうが優れている部分もあるんですよね。**

和田　アメリカのワシントン大学が、高齢者と20代の若者に6種類の認知テストを行った結果、記憶力と認知スピードは、やはり若者のほうが優れていましたが、しかし言語力、空間認知力、単純計算力、抽象的推論力では意外にも高齢者のほうが勝っていたのです。また、被験者の15％は、高齢になってからのほうが若いときより認知力が優れていました。

和田　そうなんですよ。だから「年をとると衰える」というのは根拠のない思い込みで、脳も成長を続けているということ。といっても将来、要介護状態になりたくなければ、や

はり認知症には注意する必要があります。老年精神科医という仕事をやっているとよく質問されるのが、どうやって認知症を予防したらいいか……。それが高齢者の最大の悩み。

鎌田 専門医の立場からすると、認知症は予防できるものなのですか?

和田 残念ですが、少なくとも現在の医学では認知症の予防は不可能です。脳が老化して、アルツハイマー型の変性が起こってしまうと、脳細胞が他の細胞とシナプスでつながることが難しくなってくる。つまり、使いものにならない細胞がどんどん増えていくというのが、アルツハイマー型認知症のメカニズムです。私が以前勤めていた浴風会という老人専門の総合病院では、年に100例ほど亡くなった人の解剖をしますが、脳を顕微鏡でのぞいてみると、85歳を過ぎてアルツハイマー型の変性がない人はいないのです。画像診断をしてみると、80歳過ぎて脳が縮んでいない人もいない……。

鎌田 ははあ、年をとると顔にシワがない人がいないのと同じなんですね。認知症というのは老化現象の1つだということですね。

和田 しかし、脳の老化や萎縮などの変性は止めようがないとしても、実用機能という面から考えたら、まだまだ救いがあるんですよ。脳の状態だけを見れば、85歳以上の人は全員アルツハイマー型の認知症になっていても、テストをやってみると認知症の症状がはっきりしている人は4割しかいません。しかも、日常生活にさしさわるレベルの認知症は16%しかいないのです。

鎌田　これ、すごく大事です。それなら毎日の暮らしにはほとんど問題がない！

和田　ただ85歳のときは4割だったものが、90歳になると6割になり、95歳になると7割を超えるというように、年をとるほどアルツハイマー型の変性が顕著になる人が増えていく。だから認知症予防はできないけれど、発症を遅らせるのは可能だということです。

鎌田　認知症の発症を遅らせられれば、認知症でいる期間が短くてすみますね。

和田　そうです。例えば90歳で亡くなって「うちの親は認知症にならないですんだ」という場合もあります。認知症になるのを遅らせることができれば、認知症になる前に死ねる可能性が高くなるということです。

鎌田　ということは、認知症というのは遅かれ早かれ誰でもなるものだという覚悟を決めることが大事ですね。そのうえで、認知症になるのをできるだけ遅らせる。認知症になってからもなるべく進行を遅らせること。この二つが重要なポイントになりますね。

和田　軽いもの忘れが始まったとしても、頭を使い続けるとか、意欲を衰えさせることなく、いまできていることをなるべく続けることが大事です。頭を使うという意味では仕事を続けたほうがいいし、趣味のサークルもなるべく続けること。そういうことが認知症を遅らせるためにはとても大事です。

"脳が素直によろこぶこと"をすればいい

和田 先ほど「身だしなみに気を配る人は健康長寿だ」という話がありましたね。認知症の一般的な症状に「アパシー」というものがあります。周囲の事象に対してだけでなく、自分自身の身の回りのことでさえ、無気力・無関心になってしまう状態のことですが、人間は何かをしようという意欲があって初めて行動するので、意欲そのものが低下してしまうと体を動かす機会も減り、脳や身体の機能もどんどん衰えてしまいます。認知症の人の約半数に、このアパシーが見られるという報告があります。

鎌田 つまり人間は、「いくつになっても好奇心の塊でいよう」ということになりますね。

和田 人間は楽しいこと、好きなことには夢中になって取り組み、時間が経つのを忘れて没頭できるんです。その代わり、嫌いなことはなかなかやる気になれません。脳というのはとっても正直者ですから、嫌なことをやり続けることができない。ですから、無気力に陥らないためにも、日頃から〝脳が素直によろこぶことをやる〟ことがとても大切。自分が楽しいことは脳にとっても楽しいことなので、集中力が高まり、意欲を保つことができます。

鎌田　でも、年をとるにつれてどうしても意欲が低下していきますよね。

和田　だから意欲を高める工夫が重要。例えば自分を褒めてやる気を伸ばすというのは、子どもだけでなく、高齢の方にも有効なんですよ。一日に何か1つでいいから、自分自身を褒めてあげる習慣を身につけるといいですね。

鎌田　私たちの脳には「報酬系」という回路があり、褒められたりご褒美をもらったりすると、俄然頑張れるようにできている。例えば、「今日はちゃんと鎌田式スクワットをやった」とか「美味しいラーメンと評判の店までわざわざ食べに行った自分はえらい」なんて……くだらないことでもいいのです。一日暮らしていれば、1つくらいは自分を褒めるポイントが必ずあるはずですからね。

和田　そして、褒めるときは言葉だけでなく、**実際に自分にご褒美をあげることも重要ですね。**「ウォーキングを1週間続けることができたら映画を見に行こう」とか、「鎌田式スクワットを1カ月続けることができれば、おしゃれな靴を買おう」なんて、ご褒美を用意してやることで、ちょっとつらいなということでも継続しやすくなるんです。

鎌田 知的好奇心が強い人ほど記憶の定着がよくなるという説もありますしね。「趣味を持たないのは人生を損している」ということになるんでしょうね。

鎌田 趣味という点では、和田さんは、ワインと映画製作に没頭している。両方ともとてもお金がかかる趣味ですね(笑)。

和田 医者として過ごしながら、「どうしても映画を撮りたい」と思い続け、副業として続けてきた教育産業の内部留保1億円を丸々つぎ込んで、ようやく47歳で初めて映画を撮ることができたというわけです。

鎌田 大変だけど、それは趣味という枠を超えて、一種の生きがいですよね。

和田 漫然と生きるのではなく、創作活動をしていると、例えば映画のネタにならないかとか、文筆のネタとか、物事を常に好奇心を持って見る。これが大事だと思うんです。

鎌田 僕も普通に街を歩いていても、あ、この風景おもしろいじゃんとか、これってエッセイの題材になるな……なんて思いながら眺めています。

和田 今後も映画を撮り続けるつもりですが、何をネタにしようかと始終、考えています。健康を考えて最近、散歩を始めましたが、そんな動機もなければ、散歩はただ体の健康のため。でもせっかく散歩をするんだったら、おいしい店を見つけようとか、あるいは映画のネタや書き物のネタになるようなことを探そうとか、そういう目で眺めることが、多分、脳にいいのではないかと信じています。

物忘れは正常な老化か、認知症の兆候か？

鎌田　ところで、高齢になると人の名前を忘れたり、知っているはずの単語がなかなか出てこなかったりすることが多くなりますね。物を取りに移動してから何が必要だったか分からなくなったり、大切な物を失くしたりといった現象も起こります、僕もよく「先生、これって認知症の兆候なんでしょうか？」という相談を受けます。

和田　老化現象の一種に過ぎないとも言えますけど、正確な判断は難しいですね。でも、年をとると誰でも記憶力は低下していきます。ですから、その症状そのものより、それが起こったときにどう対処するかで、認知症の進行具合がわかるという意見もあります。例えば大切な物を失くしたと気づいたら、失くした物を探し出そうと行動するかどうか、あるいは、探しもののために一旦作業を中断した場合、またすぐに元の作業に戻れるかどうかが大事なのだそうです。これは「実行機能」と呼ばれ、物事の計画や意思決定、複数の作業の同時処理、問題解決能力などが含まれます。このスキルの低下は、単なる物忘れよりも深刻で、静かに認知症が進行している場が多いそうです。

鎌田　僕が相談を受けるのは、「時間や場所がわからなくなる」「いつもできていたことができなくなる」というもの。これは明らかに認知症のサインですね。こんな症状が頻繁に出てくるようになったら、社会生活に深刻な影響が出てくるので、一度、専門医の診察を受けるほうがいいかもしれませんね。

早めに対処すればもとに戻れる

和田　人間は80代になると誰でも認知症になるとはいえ、40代50代からの予防で発症を遅らせることが大事ですね。以前は「アルツハイマー」というと、健康な人がいきなりなるものと誤解されていました。でも最近では、認知機能が落ちてきた「軽度認知障害（ＭＣＩ）」以外にも、さらにその前段階の「主観的認知機能低下（ＳＣＤ）」が想定され、正常、認知症も含めて４つの段階に分けて考えられることもあります。

鎌田　つまり認知症は、ある日突然発症するわけではなく、徐々に進行していくのですね。

和田　アルツハイマー型認知症の原因として考えられているのは、「アミロイドβタンパク」が脳に蓄積し、脳神経に障害を起こして発症するというものです。発症の20年くらい前からアミロイドβは脳の中に溜まり始めます。ＭＣＩやＳＣＤの段階で気づいて予防することが大切という人もいますが、結局のところ、アミロイドの蓄積を防ぐ方法（そういう薬も出たとされますが、まだ効果は不明です）がないので、記憶や認知機能の低下のあるなしにかかわらず、若い頃から頭を使うことが大切なんです。

鎌田　「認知症予備軍」を見逃がすなということですね。予備軍である「軽度認知障害」は約６７０万人いる。残念ながらいまの医学では、認知症を完全に治すことはできないけど、予備軍の段階なら防ぐチャンスがある。国立長寿医療研究センターが軽度認知障害の人を４年間追跡調査した結果、約半数が健常な認知能力にまで戻ったと報告しているんです。認知症を発症する前に、「もしかして自分は認知症なのかもしれないな」と思った時点で手を打つことが重要です。

和田　一度認知症になってしまうと日常生活に支障をきたしますが、軽度認知障害ならそれほどでもない。ただ、同年代の人よりも認知機能が低下していたり、物忘れがひどくなってしまったとか、仕事のミスが多くなってしまったなどと、一人で誰にも相談できずに悩んでいることが多いようですね。

鎌田　でもね、僕の患者さんで、60歳を過ぎた頃から物忘れの症状に気付くようになり、1カ月の間にズボンのファスナーの締め忘れが13回、電車の乗り過ごしが13回、人の名前が出てこないのは、もはや日常茶飯事だった人がいます。彼は大学病院で軽度認知障害と診断され、その後、認知症デイケアに通い、認知力アップトレーニングや絵画療法、楽器の演奏、筋トレなどにコツコツと取り組んだんです。結果、3年ほどで健常な認知機能となり、軽度認知障害から回復することができた。この方のように軽度認知障害の場合は、**生活習慣を改善し、体を健康にすることで認知機能を回復させることができるんです。**

和田　歯が痛いと思ったら、すぐに歯医者で治療すれば簡単な治療で治る。それと、まったく同じですね。

鎌田　認知機能の低下を感じたり、もの忘れがひどくなったと感じたら、放置したら取り返しのつかないことになってしまうかもしれません。ですが、認知機能の低下を感じたときに、しっかりと早めから対処しておけばもとの健康な状態に戻れるんですよ。

内科医から見た「脳の機能低下を遅らせる生活習慣」

和田　では、内科医である鎌田さんとしては、認知症の進行を遅らせ、社会生活を送るために、どうすればよいとお考えでしょうか。

鎌田　まずは生活習慣病を防ぐことにつきます。世界保健機関（ＷＨＯ）は生活習慣病が認知症に与える影響を発表していますが、認知症のリスクには実に様々なものがあり、例えば、運動不足、肥満、高血圧、糖尿病、難聴、うつ病、社会的な孤立、喫煙、歯周病、高コレステロール値、アルコールの飲みすぎなど、どれも中高年には身に覚えのあるものばかりだと思います。言い換えれば、認知症というのは、誰もがなる可能性があるということなんです。だから、糖尿病、脂質異常症、高血圧、肥満、歯周病などの生活習慣病をきちんと治療することが大事なのはいうまでもありません。

和田　それは通称「シンプルな生活習慣」と呼ばれるものですね。

鎌田　そうです。血圧・脂質・血糖のコントロール、禁煙、バランスのとれた食事、質のよい睡眠を十分にとること、そして適正体重の維持、これは運動習慣のことですね。

和田 食事は1日3回摂るものですから、一番重要。睡眠は脳の疲労を改善し、体内のリズムを整えるのに役立ちます。やはり認知症を予防するためには、40代、50代でも油断せず、生活を見直していくことが大事ということですね。ただ、私は高齢者の場合は血圧や血糖値の下げすぎも認知機能にかなり悪影響を及ぼすと考えていますし、少し高めのほうが頭がはっきりした人が多いというのが臨床の実感です。

鎌田 米国心臓協会(AHA)は、認知機能を維持するためにできることをもう1つ提案しています。それは、絶えず新しいことを学び、挑戦すること。

和田 先ほどの「趣味、好奇心を持つことが老化を遅らせる」のと一緒ですね。

鎌田 「新しい言語を学び、興味のある領域の知識を深め、新しい趣味を見つけることが脳の柔軟性や認知機能の維持にとってとても重要だ」というのです。では、精神科医の和田さんからみて、「認知症を遅らせる習慣」はありますか?

和田 頭を使うことが認知症を遅らせることは確かなのですが、もう一つ言っておきたいのは、ほかの原因で初期の認知症のような症状が起こるということ。高齢者のうつ病では、物忘れだけでなく、着替えをしない、風呂に入らないなどの症状も生じるので認知症と間違えられやすいですが、これは薬で治ります。実は75歳までは、認知症よりうつ病のほうが多い。男性ホルモンの低下でも、病的な物忘れがおこりますし、さらに意欲低下も生じると、認知症と間違えられやすいものです。これは血液検査でわかり、注射で治ります。認知症と決めてかからず、きちんと医者にかかることも大切だと私は考えています。

「年をとったら苦労から逃げろ」

鎌田　認知症は脳内の慢性炎症に関連しているという研究結果もあります。炎症とは、細菌やウイルスなどの異物や異常が発生した細胞を排除しようとする体の反応のことで、病原体などが体内に入り込み免疫系が刺激を受けると、体を守る働きをする白血球などの免疫細胞が働いて、体の傷ついた部位が赤くなったり、腫れたり、熱をもったりします。怪我をすると、傷ついた部位が赤くなって腫れたり熱を帯びたりしますが、これが急性炎症反応で、一時的なもので、時間が経てば自然に治ります。これに対して老化に伴って、慢性炎症という、炎症がなかなか治まらないやっかいな状態になってしまうこともあります。一過性に治まるはずの炎症反応が完全に治まり切らずに弱い状態でだらだらと長引くと、炎症反応にブレーキをかける機能も十分に効かなくなってしまうのです。ごく弱い炎症で、気づかないうちに進みますが、これが様々な病気を引き起こす。

和田　厄介なものですね。ということは、慢性炎症を進行させたくなかったら、生活習慣病がこれ以上進まないように気をつけるということになりますね。

鎌田　そうなんです。年をとったら誰でも慢性炎症を抱えている可能性が高いんですが、でも慢性炎症には自覚症状がない。しかし、肥満や糖尿病、高血圧などの生活習慣病が重なるほど、慢性炎症も進行していくと考えたほうがいいんです。

和田　だとすると、健康診断で脂質やコレステロール、血圧、血糖値などが異常な状態になっている場合は、「このままでは危ない」と考える方がいいことになりますね。

鎌田　「引き算の医療」にとらわれて少々高い程度の数値を怖がる必要はありませんが、やはりあんまり高すぎる場合は、血液検査で「血中CRP濃度」を測定し、慢性炎症が起こっているかどうかを調べてみることですね。CRP値は細菌やウイルス感染などに反応して急激に上昇するので、通常は急性炎症のマーカーとして利用されているんですが、通常のCRP検査の100倍以上の高感度CRP検査なら慢性炎症レベルの微弱な炎症も測定できる。これが動脈硬化のリスク判定などや、肥満や生活習慣などの影響により生じる慢性微小炎症を捉えるマーカーとしても利用されていますね。

和田　では、慢性炎症を減らす方法には、どんなものがあるんですか？

鎌田　やはり運動に勝るものはない。**運動は生活習慣病の最大の予防策。**それにウォーキングや筋トレなどをすると、筋肉からマイオカインという物質が出て慢性炎症を防ぎ、動脈硬化や認知症を起こりにくくしてくれるのです。また運動をすると幸せホルモンと呼ばれるセロトニンが分泌され、うつうつとした気分にならないようにしてくれると、多くの科学的論文が結論づけています。

和田　そしてこの慢性炎症は脳内でも生じているという……？

鎌田　そうです。この脳内炎症が、これまで考えられていたよりも認知症との関連が強いとする研究結果を、英国ケンブリッジ大学臨床神経科のチームが報告しました。**そしてこの慢性炎症にストレスが関連しているそうです。**ストレスがあると副腎皮質ホルモンの1つグルココルチコイドなどが増え、それが炎症を引き起こすとか……。

和田　とすると、年をとったら、認知症予防のためにも、うつ病予防のためにも、免疫力を下げないためにも、極力、**ストレスを避けることに尽きる。**「若い頃の苦労は買ってでもしろ」というけれど、**「年をとったら苦労から逃げろ」**ということですね……。

鎌田　僕は、弘前大学の病理学の教授と話をしたときに、彼が死者の解剖をしていて、「認知症があった人は脳の細胞に炎症反応がある」と語ってくれました。すべてではないけども、認知症と炎症とは密接に関係しているのではないかと思います。ただ慢性炎症なので、炎症があるかどうかは、僕たち自身にはわからないのですが。

和田　実は、私も昔、病理の医師と話をしていたときに、「高齢者でも進行の速い認知症は脳に炎症のような所見がある」という話を聞いたことがあります。「若年性のアルツハイマーとそこが似ている」と。通常の進行の遅い高齢者の認知症の場合は、それがあまり見られないそうです。慢性炎症が認知症に影響するのと同様に、動脈硬化も慢性炎症、がんも、もしかしたら慢性炎症が引き金になっている可能性がありますね。酸化がこれを引き起こしているという説もあります。

鎌田　慢性炎症は、高血圧や糖尿病、脳卒中、肥満、高コロステロール値などの生活習慣病の発症にも大きく関わっていて、これが認知症のリスクを高める可能性があるので、やはり慢性炎症をしっかりと抑えて老化を食い止めることが、認知症にならないためにも極めて重要なんです。そこで大切になるのが、運動と同様に、ストレスのある生活を避けること。つまり「年をとったら苦労から逃げろ」という姿勢が一番大切です。

和田　ストレスは脳だけでなく体全体に慢性炎症を起こし、老化を進めてしまう原因ですね。

うつ病、認知症を予防する〝ほどほど〟の人間関係

鎌田　そして老化の、もう1つの大きな原因がフレイル（心身が衰えた状態）だといわれています。フレイルは「脆弱《ぜいじゃく》」とか「虚弱」という意味ですが、最近、よく知られるようになった言葉ですね。身体的機能や認知機能が低下し、介護が必要な一歩手前になってしまう状態のこと。いったんフレイルになってしまうと老化がどんどん加速するので、そうならないように、例えば運動することと、たんぱく質をしっかり摂って筋肉量を維持することが大切だと知られるようになりました。これについては後で詳しくお話ししましょう。

和田　フレイルは老化の大きな引き金になりますが、認知症にも関連する。つまり慢性炎症とフレイルの予防が、老化予防と同時に認知症予防の鍵ということですね。

鎌田　イギリスの科学雑誌『Scientific Reports』に掲載された論文では、英国の研究チームが50歳以上の男女約3600人を対象に単語記憶テストを実施した結果を発表しています。すると、テレビの視聴時間が1日平均3・5時間以上の人は、それ以下の人に比べて、

一時記憶力（ワーキングメモリー・短期記憶）が低下していたというのです。テレビを見ることは一方的に情報を受け取るだけで、自分で物事を考えることから遠ざかってしまうので、脳はあまり使われていないのです。そのため、テレビを見すぎると、脳の活動が減退し、徐々に認知機能が弱まっていくということも考えられています。

和田 しかも、テレビ漬けの生活は、どうしても人との会話が不足しがち。これも脳の機能低下を招き、認知症につながる可能性がありますね。あと、善悪や白黒をはっきりつける「二分割思考」とか、「かくあるべし思考」のような、うつ病になりやすい思考パターンが知らず知らずのうちに植えつけられる。これは前頭葉機能の老化にもつながります。

鎌田 それと健康には社会参加という要因も欠かせないんです。他人と交流しないことのリスクは他のデータでも裏づけられています。健康長寿の研究をするＪＡＧＥＳ（日本老年学的評価研究プロジェクト）が65歳以上の高齢者約1万２０００人を対象に調査したところ、同居する人以外の人との交流が週1回未満の場合、認知症の発症リスクが1・39倍になったといいます。これが高じると、やがて外出や人との交流を面倒くさがるようになります。すると認知機能が衰えたり、精神・心理面への悪影響や、閉じこもりなどの深刻な問題にもつながりかねません。いまは65歳以上の約1割が該当し、75歳以上で大きく増えるとされています。やがて介護が必要になる可能性があるのです。

和田　身体的機能や認知機能の低下が見られても、要介護状態の手前のフレイルの段階なら、努力次第で元の健康な状態に復帰することが可能です。**まさにフレイルをいかに食い止めるかが、要介護になるかどうかの分岐点ですね。**

鎌田　そうなんです。ここが肝《きも》ですね。高齢者は、生活の中で活力を少し失うだけでフレイルに陥るリスクが高まります。要介護になると本人の生活の質は大きく低下し、家族などにも苦労をかけることになる。そうなる前にしっかりと予防することが、老後満足生活のポイントです。

和田　先ほどの「足し算の健康法、引き算の健康法」でいえば、フレイル対策はまさに足し算の健康法なのです。一般的には、年を重ねれば重ねるほど栄養過多よりも栄養不足の害の方が多くなってきます。確かに、40代や50代までは栄養過多の方が栄養不足の害を上回っているかもしれません。私たちが長年聞かされてきた、栄養過多がメタボや生活習慣病のもとであるという話は、40代から50代までの人々に向けたメッセージと言えます。しかし60代以降は、高血圧や高血糖の人ではたまに違う人もいますが、**栄養は取り過ぎるぐらいの方がちょうどいいのです。**ついでにいうと、私の考える足し算の健康法では、運動や人との会話も足し算しようと提唱しています。日本では、国民皆保険制度で、誰もが高度な医療を受けることができます。それが若くして死ぬ人を減らし、平均寿命を延ばしてきました。国民皆保険で受けられる医療は、病気や怪我を治して元に戻すことを主たる目的としています。でも、高齢者に求められるのは、元に戻すだけではなく、いまよりも少しでも元気になることです。だけど現代医療は、高齢者を長生きさせるかもしれませんが、元気にはさせていないのです。足し算をして元気になることが大切なのです。

鎌田　だから、それを補うのが栄養と運動。加齢とともに落ちていく高齢者の体力をしっかりと足していくには、まずそれが大切だということをもう一度、思い起こしていただきたいですね。「美味しいものを食べた者勝ち」『おもしろいことをした者勝ち」。これがフレイルによる認知症にもならないためにとても大事なのです。

運動と食事で慢性炎症をシャットアウト

和田　一旦フレイルになってしまうと、老化も認知症もどんどん加速してしまうので、フレイルにならないように、しっかりとした対策が極めて重要ですね。先ほど「なんでも食べる人が元気で長生き」とうかがいましたが、認知症の食事対策はどうお考えですか？

鎌田　国立長寿医療研究センターの大塚礼さんたちは、多様性の豊かな食習慣が認知機能テストのスコア低下を抑制することを報告しています。脳の中で認知機能に深く関わるのは「海馬《かいば》」と「灰白質《かいはくしつ》」です。これらは加齢に伴って萎縮していくのですが、アルツハイマー病などの認知症では早くから萎縮する。大塚さんたちは日本の認知症の既往者などを除く40〜89歳の1683人（男性50・6％）に対しＭＲＩ検査を施行し、海馬と灰白質の容積を計測したところ、**食事内容が多様な人ほど、加齢による脳の海馬と灰白質の萎縮が抑制されることが明らかになったのです。**まだ、どの食品が海馬の萎縮に直接関連しているのかはわかっていませんけれど……。

和田　様々な食品を摂ることが、新しい認知症予防に効果的ということですね。私もその考え方には賛成です。実は亜鉛やセレンなどの微量物質の不足が老化につながることが知られています。それが不足しないためには、なるべく品目の多い食事をとるか、サプリで摂るほかないというふうに、私のアンチエイジングの師である、ラ・クリニーク・ド・パリの院長であるクロード・ショーシャさんからも教わりました。

鎌田　一方で、脳内炎症を起こしやすい食事が認知症リスクに関与している可能性があるとも報告されています。つまり偏った食事内容ということですね。結局、日本人の病気の多くは慢性炎症と関係していて、気がつかないうちにそれが老化の引き金になっているということです。すると、日常生活の中で慢性炎症を起こさないことが大事で、重要なのは運動をすることと、抗酸化力、酸化を防止する野菜をしっかり摂るための食事ですね。

和田 抗炎症作用のある食品。例えば野菜を摂ればいいというわけですね。

鎌田 そういう和田さんは、野菜をしっかり食べていますか?

和田 それなりに食べていますよ。不足がちだなと感じたら、野菜ジュースで補ったりしていますが。

鎌田 そうですか。野菜ジュースでもいいと思います。

和田 鎌田さんがどうお考えになるかわかりませんが、私はサプリメントでもいいと思っているくらいです。抗酸化力に関していえば、ビタミンEなどがいいですかね。それよりも、抗酸化作用のあるサプリメントのほうが効果的かもしれません。また私は、日本人の食生活で優れている点は、自然に魚の脂を摂っていることだと思います。私は赤ワインと白ワインを交互に飲むので、それに合わせて肉と魚を隔日に摂っていますが、そのほかにEPAやDHAなどのサプリなどを飲んで、魚の脂を積極的に摂るようにしています。アメリカでは、これらのサプリを当たり前に飲むようになってから、虚血性心疾患がかなり減ってきたようです。

鎌田　いいサプリもありますよね。僕の文化放送「日曜はがんばらない」というラジオ番組のスポンサーを12年間してくれているアルソアというメーカーが「ライフォリジン・オメガ3」というサプリメントを出しているんですが、血液をサラサラにしてくれるオメガ3脂肪酸に抗酸化力の強いアスタキサンチンという色素、それに抗炎症作用の白鶴霊芝《はっかくれいし》というのが入っている、なかなかの優れもの。僕も時々飲んでいます。

和田　ほお、それはいいかも……。

鎌田　ＥＰＡやＤＨＡなどの魚の脂はとても大事です。それ以外に、抗炎症作用の高い食品は、例えば果物、野菜、豆類、コーヒーまたはお茶です。これらの摂取量が多い人は、加齢に伴う認知症の発症リスクが低いことがわかっています。反対に、炎症を促す作用のある食品、例えば脂肪、揚げ物、ファストフード、ショートニング（食用油脂）などの摂取量が多い人は、認知症の発症リスクが高い。もちろん全容が解明されたわけではありませんが、食事は明らかに脳の健康状態に影響を与える可能性があり、その１つとして食事の抗炎症作用が浮かび上がってきたということですね。

脳によい食事は「地中海食」

和田　話を戻しますが、その「脳の健康によい食事」とは、どうお考えですか?

鎌田　いま挙げた品目もさることながら、まずはお酒の飲み過ぎや間食・夜食を避けることです。そしてワイン大好きな和田さんにぴったりなのが、WHO（世界保健機関）推奨の「地中海食」。これはイタリアやギリシャなど地中海沿岸諸国の伝統的メニューで、オリーブオイルと魚介類の摂取が多いのが特徴。脂肪の少ない肉、魚、全粒穀物、新鮮な果物や野菜、オリーブ油などを中心とした食事。その上で、炎症作用の高い食品、脂肪や乳製品、揚げ物、ファストフード、ペストリー類、赤肉など、西洋式の食事を減らすことが重要だそうです。バランスのよい日本食も、それに劣らない内容を持つと評価されています。

和田　私はオリーブオイルも大好きです。私のアンチエイジングの師匠のクロード・ショーシャ先生は俳優のジャッキー・チェンなどの主治医なのですが、その彼のおすすめもあって、基本的に野菜を食べるときにオリーブオイルをかけるようにしています。薬は嫌いなのですが、体にいいと思えるものは、まずくなければ何でも試すほうなんです。

鎌田　オリーブオイルは地中海食の中心ですね。この地中海食は心臓病の予防効果や、ダイエット効果が確認されていますし、ニューヨーク在住の2258人を対象にした調査から も、アルツハイマーのリスクが低下することがわかっています。

和田　コーヒー、緑茶、カフェインも認知症予防に効果があるんですね。

鎌田　これまで根拠は十分解明されていませんでしたが、新潟大学が中高年の認知症リスクとコーヒー、緑茶、カフェインの摂取との関連を調査したそうです。40〜74歳の日本在住者1万3757人を対象に8年間追跡調査をした研究、「コーヒーやカフェイン摂取は、とくに男性において認知症リスクの低下が認められた」という結果が報告されています。しかも「1日3杯以上コーヒーを飲んでいる人では、認知症リスクが50%減少することが示唆された」というのです。

和田　画期的な研究ですね。毎日、何杯もコーヒーを飲む私にはうれしい話です（笑）。

「よい睡眠」が脳の老化防止につながる

鎌田 食事と並んで、**睡眠も脳の老化防止の大事な要素なんですよ。**アミロイドβタンパクは睡眠中に代謝され排出されるため、睡眠不足で蓄積されやすい。したがって、どうしても眠れないときは睡眠薬を活用することもあります。前述しましたが、僕の場合はブロチゾラム、レンドルフィンという薬をもらっておいて、2週に1度くらい、夜中トイレに行った後、2回目の寝つきがなかなかできないときに半錠か4分の1錠飲むようにしています。

和田 私が高齢者の方を診ていると、年をとるとぐっすり眠れないと訴える人が増えています。いかにして上手に睡眠をとるかは大問題ですね。

鎌田 僕はそれを「眠活」と名付けています。「睡眠のゴールデンタイム」というものがあって、疲労回復と細胞の若返りには、寝始めの3時間にどれだけ深く、よい睡眠が取れるかが大事。そのためには、**体内時計のリセットが必要です。**地球の自転は24時間ですが、人間の体内時計は24時間30分ぐらいなのでズレが出てしまいます。そこで**朝起きて太陽の光を浴び、軽く運動すること。すると体内時計がリセットされます。**また良質な睡眠には「メラトニン」という睡眠導入物質が欠かせませんが、これを生み出すのがセロトニン。布団に入っても悶々として寝付けない場合は、陽の光を浴びて運動しましょう。そうするとセロトニンが分泌され、ぐっすり眠れて、幸福感が増していくはずです。

和田　眠れない場合に「寝酒はどうですか？」と聞かれたりするのですが、私は、寝酒は**眠りが浅くなるのでおすすめしていません。**

鎌田　賛成。僕も患者さんには寝酒はすすめないようにしています。入眠しやすいのですが、途中で目を覚ます人がとても多い。睡眠の質が悪くなると思っています。僕自身が一時期、国際医療支援でイラクの難民キャンプやウクライナのチェルノブイリなどに行くことが多かったのですが、時差が7、8時間あるもので時差ボケが生じて、帰国後、山積みになっている仕事をこなすために、やむなく睡眠薬を使ったことがあったんです。眠れないと仕事にならないので睡眠薬に依存するようになってしまった。そこで徐々に前述の2種類の薬を減らして、いまはほぼ離脱することができました。でもいま、日本人はどのぐらいの人が睡眠薬を飲んでいるんですか？

和田　私たちも高齢者の人たちしか普段、診ていないんですけれど、本当に多いですね。医師は「眠れない」と訴えられると、当たり前のように処方しますが、私たちは浴風会病院にいる頃からずっと、**睡眠導入剤はなるべく使わないようにしていた。**

鎌田　お年寄りの記憶障害の原因にもなると聞いたことがありますが。

和田　確かにそれはあります。それと最近の睡眠導入剤は昔の睡眠薬と違って、一般的には大量に飲んでも死に至りません。だから容易に処方する医者が多いけど、寝付きはよくなっても眠りが深まらないので、夜中に目が覚める症状は改善しないことが多いのです。そして夜中に目が覚めたときに筋弛緩作用があるから、足がふらついて転ぶ危険性があります。だからおすすめしない。

鎌田　賛成です！

和田　唯一、眠りを深める割に害が少ないので有効だと思えるのは、むしろ、うつ病用の抗うつ剤ですね。夜中に目が覚める回数が減るうえに、足元がふらつくことが少ない。そこで、たまにそれを処方します。ただ、人によって朝、残ることがあるみたいなんですね。

鎌田　和田さんご自身の場合は？

和田　実は、ぐっすり眠りたいときだけは飲むんですけれど、寝付きは割といい。当たり前ですよね、毎日必ず、晩ご飯のときにワインを飲むからなんですけど、とにかく割と眠くなるタイプなのですが、中途覚醒はあります。夜中に3〜4回は起きます。幸か不幸か、うつによる不眠と異なり、トイレから戻ったらすぐにまた眠れるので助かります。

鎌田　いいですね。それは十分、及第点。

和田　なので、どうしてもトイレに行った後、眠れないときだけ、導入剤の一番軽いやつをちょっとだけ飲みます。ただ基本的には、高齢者で翌日に仕事がないのであれば、薬は飲まないほうがいい。「眠れない」と困っている人でも、実生活でほとんど害はない。私自身も「眠くなったら寝ればいい」という発想です。「寝なきゃいけない」と思うと余計、眠れなくなるので、「寝なくても死ぬことはないから」と話しています。

なぜ年をとると眠りが浅くなるのか

鎌田　しかし、年をとると中途覚醒が増えるってみんな言いますけど、これは人間の生理上、仕方がないことなんですか。

和田　脳の機能の問題なのかどうかはわかりませんが、年をとればとるほど、深い眠りがだんだん減ってくるので、中途覚醒は仕方ないと思ったほうがいいですよ。だから、あんまりそれを気にしないことですね。「寝なきゃいけない、寝なきゃいけない」と思って薬なんか飲んだら、脳によくない。

鎌田　なるほど、深い眠りができなくなるのは、脳の老化の特性ということか。

和田　年をとると睡眠の質が変わってくるんです。深い睡眠が減るので、ちょっとしたことで目が覚めやすくなる。また、睡眠中は脳の視床という部分にフィルターがかかって外からの刺激が入りにくくなるのですが、年をとるとこのフィルターが弱くなり、いくら健康な人でも、睡眠が浅くなって目が覚めやすくなる。70歳を過ぎると、布団に入ってから朝まで1回も目を覚まさない人なんて、ほんの一握りなんですよ。逆に認知症は重くなるほど、脳が疲れやすいのか、よく眠るようになりますが。

鎌田　**高齢者が夜中に目を覚ますようになるのは当たり前なんだと覚悟して、不安がらないことですね。**でも中途覚醒はやっぱり不愉快。できれば朝までぐっすり眠りたい……。

和田　残念ですが、加齢とともに睡眠の質は変わりますし、年齢とともに睡眠時間も短くなります。ですので、「前はよく眠れたのに」なんて悲観しないことが大事。**「短くてもよく寝ているはずなんだ」と、前向きに事実を受け入れること**です。

鎌田　和田さんは糖尿病をお持ちですが、それは中途覚醒と深く関係するんですか。

和田　関連するようですね。糖尿病だと頻尿があるかもしれないし。

鎌田　頻尿で起きて、しばらく眠れないという人は多いですよね。僕は睡眠力に注目しています。若い頃は多くの人がバタンキュー、すぐに眠れた人が多い。でも年とともに睡眠力が低下していきます。この睡眠力を低下するのを防ぐのは筋活。昼間、筋肉を使うような運動や仕事をしていると、年をとっても睡眠力は落ちないのです。血圧を下げるのも血糖値を下げるのも、睡眠力を上げるのも筋活だから、僕は「貯金より貯筋」と言い続けています。60歳になっても70歳になっても手遅れではありません。70歳や80歳の壁を上手に越えていくためには、筋肉の大事さに目覚めることが大切です。

夜中に目覚める人がしてはいけない3つの習慣

鎌田　でも、間違った睡眠習慣が、中途覚醒をもたらすという話もありますね。

・「早寝」：いつもより早い時間にベッドに入る。
・「長寝」：眠れないときでも、ベッドでじっと横になっている。
・「昼寝」：たっぷり昼寝をしてしまう。

そこで、中途覚醒を減らすために、この3つをしないようにする「睡眠制限法」というものがある。これは効果があるんですか？

和田　これはまさに自分が経験していることですね。私は基本的には仕事が終わってからでないとご飯を食べないので、夕食の時間は夜の9時になる。そこでワインを飲んで、10時とか10時半には寝ています。ワインでほろ酔いになって眠れるということですけれど、以前の自分からすると驚くほどの早寝なので、それが中途覚醒の原因になっている可能性はあると思いますね。

鎌田 早寝ですか、いいことですね。では長寝に関しては?

和田 これもまさにそうです。私は糖尿病を持っていますが、何回も目が覚める前までは、10時半に寝ても大体5時ぐらいに起きて仕事していたのです。食事の時間は遅いけれど、仕事量は変わらないと余裕だったのですが、夜中に何度も目が覚めるようになってくると、10時半に寝ても朝の6時半か7時まで、うだうだとしていますね。

鎌田 とすると、早寝、長寝は、本当はしないほうがいいんだろうか?

和田 そう思うのですが……。ただ、私自身は、「眠い」とか「だるい」のが嫌で。だから基本的に毎日、昼寝をするんですよ。昼寝をしないと、午後の仕事に差し支える。患者さんの話を聞いていても、昼寝してないと眠くなっちゃうんです。

鎌田 眠ければ、短い昼寝をするのがいいということですね。

和田 確かに、「早寝」「長寝」「昼寝」は間違った睡眠の習慣なんです。「早寝」しようと普段は眠らない時間に眠ろうとしても、頭も体も覚醒しているのですから、なかなか深い眠りが得られない。人間の体は普段ベッドに入る時刻の2時間ほど前から眠る準備が始まって深部体温が下がり始めるのですが、その直前は1日の中でも最も深部体温が高く、眠りにくい時間帯になっているそうなのです。人間の体は、横になりさえすれば機械的に眠れるようにはできていないということですね。

鎌田　そんな場合、すぐに寝付けないからベッドで本を読み始めるという人もいますね。ただ、ベッドにいるときに、眠れないで本を読んだりする時間が習慣づいてしまうとよくないんです。**ベッドにいる間は寝ることに集中する。**寝たくなったら寝て、寝たくないとか、眠れそうもないなと思ったらもう起きちゃったほうがいい。

和田　「長寝」では「ベッドで横になっているだけでも休まる」と信じられていますが、それは間違いだそうですね。

鎌田　**眠れずに悶々とする時間が長いほど不眠は悪化するそうなんですよ。**眠ろうとする〝あがき〟が、さらなる不眠を招くのだそうです。年をとると必要な睡眠時間は短くなります。若い頃よりもエネルギー消費量が少なくなって基礎代謝が落ちるため、短い睡眠で間に合うようになっていくんですね。

和田 実際に眠れる時間より長くベッドにいると、眠れない時間は増えていくだけ。「眠れない」と、かえって不満が増すこともありますね。

鎌田 そして「長すぎる昼寝」も問題。「1時間の昼寝は夜の3時間分の眠気を奪う」という言葉もあるそうです。短い仮眠は、その後の作業で眠気や疲れを感じにくくなるなどいい面もありますが、30分以上眠ると徐波《じょは》睡眠（脳を休める最も深いノンレム睡眠）に入りやすく、そうなると夜の徐波睡眠が大幅に減ってメジャースリープ（夜のまとまった睡眠）の質が悪くなってしまうというのです。

和田 先ほど睡眠薬の話をしましたが、鎌田さんがほぼ薬をやめられた要因は？

鎌田 朝、必ず太陽に当たって外で軽い運動をするという習慣をつけたこと。昼寝をしたいときにはコーヒーを飲んで、20分以内に起きる。ｉＰｈｏｎｅで目覚ましをかけ、30分以上、寝ないようにしています。そこでさらに寝ちゃうと夜、今度は寝付きが悪くなるから。

和田 なるほど、長く寝ないことが肝心。

鎌田 いまは定年退職者ですから、僕は。だから昼寝をする場合でも20分。それから夜、お風呂に入って体を温めた後、軽いストレッチで血液の循環をよくしておくことを心掛けています。また、深部体温が下がっていくときに寝るようにしているので寝付きがよくなっていく。そのためにお風呂か、軽い運動をするか、カプサイシンを取ることで深部体温を上げる。夕食にカクテキやキムチみたいなちょっと辛いものを用意しておきます。

和田　よく考えておられますね。

鎌田　僕は朝食ではなく、よく夕食に納豆を食べるんです。ご飯が欲しいときはご飯を用意しますが、おかずだけでいいやという場合は、納豆にキムチを入れたりして食べる。そんなふうにしてちょっと体温を一回、上げて、下げるっていうことを心掛けたら、割合、よく眠れる習慣ができて、薬に頼らなくなることができました。

和田　不眠症はうつの引き金になりますね。老人医療の現場にいると、高齢者になるにつれて「うつ」で悩む人が増えてくることがわかります。疲れやすい、不眠症、頭痛や腰痛などを訴える人が多くなってくる。うつはそれだけでも深刻な問題ですが、認知症にも深く関わっているようです。

鎌田　うつは脳内の神経伝達物質セロトニン不足と関係があるそうですが、セロトニンは感情や気分のコントロール、精神の安定に深く関わっているので、これが減少すると、イライラや不安、恐怖などの心の不調がもたらされるのでしょう。特に高齢になるとセロトニンが不足しがちになるので、不安感が大きくなり、うつになりやすいようですね。

和田 私も長年老年精神医学の仕事をしていますが、不安になる心理に対して、きちんとしたカウセリング治療はできなくても、短い時間ながら気持ちを汲んであげるように診察し、**脳内のセロトニンを増やす薬を飲んでもらうだけで、うつ病がよくなることは多いですね。**年をとると、死別や仲間との別れなど多くの喪失体験を経験しますし、身体機能や脳の機能も衰え、それらを自覚することで落ち込むこともあるでしょう。でもそんな場合にセロトニンを薬で補充してあげると、うつの症状が改善する例が多いですね。

鎌田 高齢者のうつ病の場合、頭痛や肩こりなど身体的なつらさに加え、病気や認知症への心配、経済的な問題などで、大きな不安を感じる人が少なくないですものね。うつ病の薬が効くと、こういった症状がかなり改善しますね。

和田 疲れが取れないとか、夜中に目を覚ます、食欲が落ちる、腰痛が治らないなどの訴えは、年のせいと一概に片付けられることが多いのですが、**もしかしたらセロトニン不足や、うつ病のせいかもしれないのです。**

鎌田 なかなか治らない場合は、精神科や心療内科で相談をしてうつ病の薬を試してみる価値があると思いますね。

和田　イライラして仕方がない、急に切れるなどの症状は、うつ病の薬を試す価値ある症状です。安定剤などで抑えようとすると、頭がぼんやりしたり、記憶力が悪くなったり、元気がなくなったりするので、それよりは脳内のセロトニンを足すような薬の方が、高齢者の元気を保つために有効ですね。

鎌田　うつ病の有名な症状に「日内変動」というものがありますよね。午前中は調子が悪いが午後になると元気になるというもの。睡眠導入剤の副作用でも起こるので、そんな薬を常用している場合は薬を減らすとか。

和田　でも、長年、高齢者のうつ病を見ているとその逆のパターンが珍しくないのです。午前中は特に比較的調子がよいのに、夕方になると不安感が高まったり、イライラしたり落ち込んだりする。これはおそらく、高齢者の場合は脳が疲れやすいので、夕方になると症状が悪くなりやすいのではないかと思います。これも薬が効くことが多いのですが、昼寝などで脳を休ませるのも有効なようです。

POINT カマタ・ワダから「ひとこと」

★80代になったら、誰だって認知症になる可能性があるが、認知症は「なったら終わり」ではなく、軽度なら以前と変わらず仕事も日常生活も送れる。日常生活にさしさわるレベルの認知症は85歳を過ぎても16％しかいない。

★認知症予防はできないけれど、発症を遅らせるのは可能だし、早めに対処すればもとに戻れる。「もしかして」と思った時点で手を打つことが重要。

★認知症予防の鍵は、血圧・脂質・血糖のコントロール、禁煙、バランスのとれた食事、質のよい睡眠、そして運動。

★同時に、新しいことを学び、挑戦するなど〝脳がよろこぶことをする〟こと。

★果物、野菜、豆類、コーヒー、お茶の摂取量が多い人は認知症の発症リスクが低く、反対に、脂肪たっぷりの揚げ物、ファストフード、ショートニングなどが好きな人は認知症リスクが高い。

第4章
老衰上等！
「老い方、死に方」を
自分で決めた者勝ち！

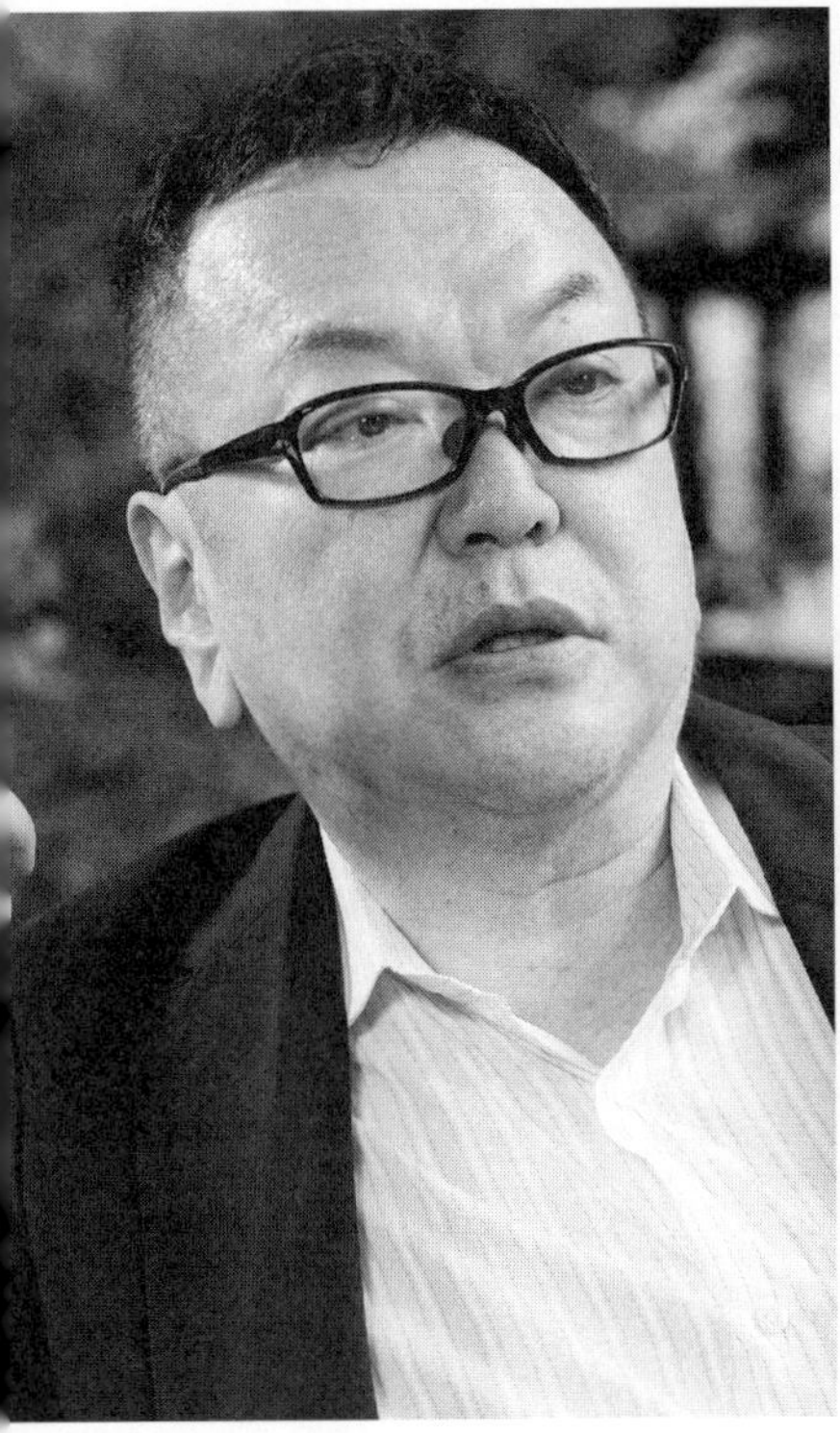

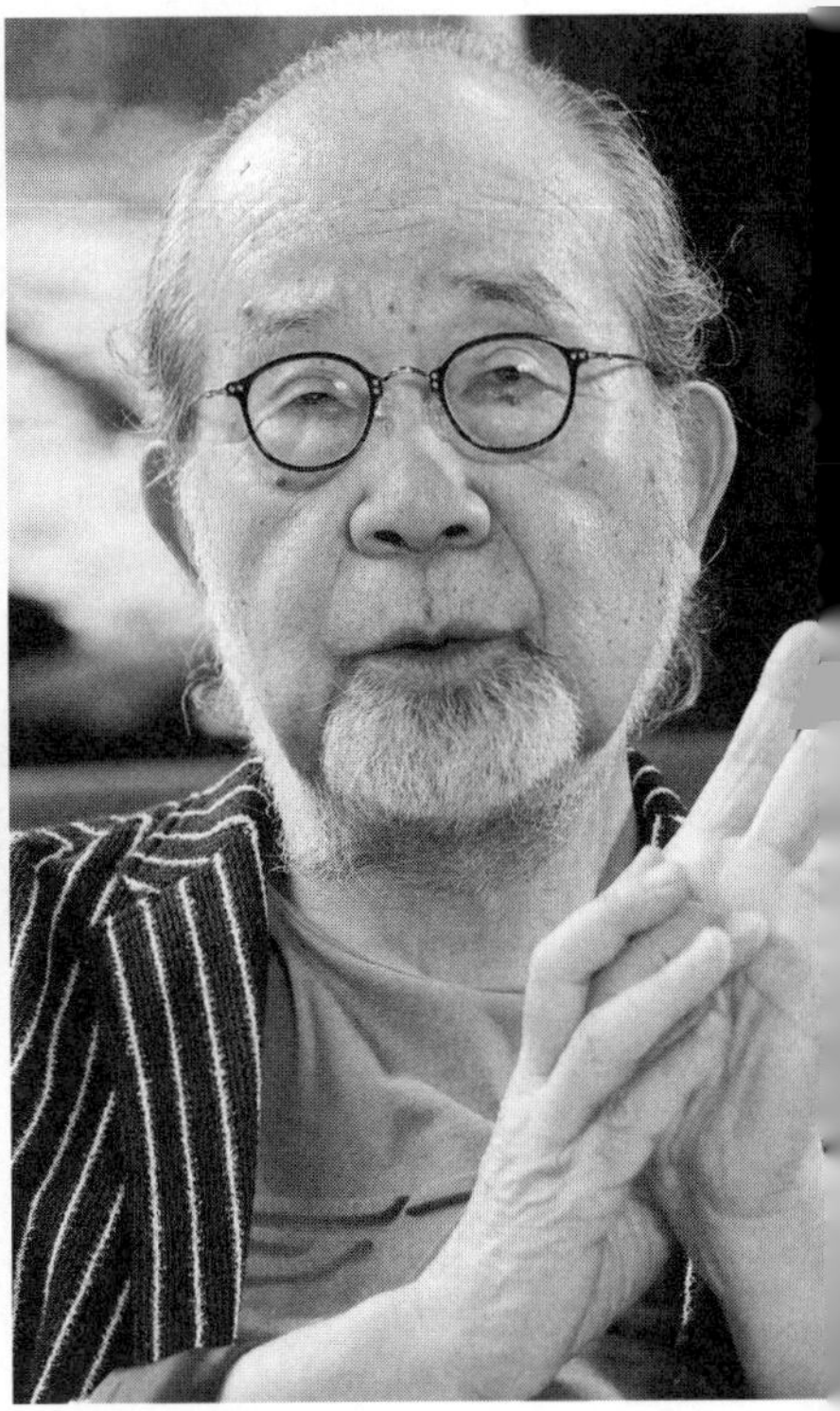

45歳にも大事な壁があった

鎌田　先ほど「身だしなみに気をつける人は元気で長生き」と言いましたが、みんな漠然と、老化のスピードには人それぞれで大きく異なることはわかっていますね。おもしろいことに、生物学的に老化の速度が速い人は、45歳までに身体機能や外見上の高齢化が進んでいることが、米デューク大学の研究で明らかになっています。

和田　つまり、60歳になって突然老い始めるわけではないということですね。かくしゃくとした80歳の人がいれば、病気や障害を抱えてヨボヨボの50歳もいます。その違いは「暦年齢」だけで説明できないことは明らかですからね。

鎌田　老化のスピードが速い人と、そうでない人との間には、頭脳の明晰さにも違いが見られたそうです。

和田　45歳までの若い時代の生き方が大事ということになると、少なくとも、これまでのように「暦年齢」で一律に〝老人〟とくくるのは意味がないということになりますね。

鎌田　「45歳までの生き方」なんていわれると、50代以上の人は「もう遅いのか」という気持ちになりますが、でも、それ以降の意識や生活態度次第で、かくしゃくとした老人になれるという報告もあります。**それは「自分は実年齢よりも若い」と感じること。**ドイツ老年医学センターの報告です。同国で40歳以上の5039人の中高年地域住民を対象に行われている加齢に関する研究で、自分が自覚するストレスの程度が機能的健康レベルに及ぼす影響を検討したものです。

和田　確かにストレスは健康を阻害する大きな要因になりますからね。

鎌田　自覚するストレスの強さが、健康機能のレベル低下の速さと関連していることが明らかになり、その影響は高齢になるに従って大きくなることもわかりました。しかし、実際の年齢よりも**「自分は若い」と感じていると、**それが健康に悪影響を与える**ストレスの緩衝剤になるそうなのです。**気持ちだけでなく、身体的な若さをもたらす要因にもなっている。自分が若いと感じることが、ストレスによる健康へのマイナス効果を減らすというわけですね。

和田　ほう、それはうれしいニュースです。自分が若いと感じると、それを維持しようと思うようになりますしね。すると若さを保つために、自分自身をよくケアするようになるはず。結果として若返るという好循環を生むのでは……。

健康オタクはかえって寿命を縮める！

和田　そうですよね。いま「65歳以上は高齢者」ということになっていますが、現実に65歳はまだまだ元気な人が多い。なのに「高齢者」と呼ばれると、途端にガックリきてしまいます。繰り返しますが「高齢者」と一括りにされ、「引き算の医療」をされるようになると、「年齢神話」の呪縛にとらわれてしまう。でも医師のそんな教えを守って節制していても、その効果が表れるのはずいぶん先、10年、20年先の80代。誰だってそこまで生きたら、多かれ少なかれ、動脈硬化の兆候は出てきます。

鎌田　そうです。医師のいうことがもっともだとしても、従うかどうかはこちらの勝手。やはり「自己決定」が重要。繰り返しますが「**自分の生き方は自分で決める**」と開き直れるかどうかが、これからの自分の人生を決定するんですよね。

和田　がんを例にしても、確かに60代になるとがんが見つかる人が増えてきます。でもよくご存知のように、がん細胞は一気に増殖するのではなく、年月をかけてじわじわ大きくなる。見つかった段階で深刻な状態なら別ですが、極端にいえば自分の〝寿命〟とがんの増殖とどっちのスピードが速いかの問題。だから60代以降は、健康診断の結果なんて、あまり気にしないほうがいいというのが、私の持論なんです。

鎌田　がんを増殖させるのは、加齢による免疫力の減退で、その原因の1つはストレス。ですからストレスを溜めない生活をすることが大事です。健康に気を使うのはよいですが、健康オタクになって、「血圧」『血糖値」『コレステロール」の数値ばかり気にしていると、かえってストレスが溜まります。

和田　そうです。健康オタクになると、むしろ寿命を縮めるんです（笑）。

老け込む人、若い人……70歳が運命の分かれ道

鎌田　ストレスという意味では、僕が『ちょうどいい孤独』という本で強調したのが、嫌な人間とはできるだけ付き合わないということ。世間では「孤独な高齢者」という言葉から、とってもつらい境遇を想像するかもしれませんが、嫌な相手と我慢して話をするよりは、孤独のほうがずっといい。ただ、自分の気持ちだけを優先して、やりたい放題やって好きに生きようとすると、パートナーとの関係が問題になってきますね。例えば定年退職

し、子どもたちも独立していたとすると、夫婦二人、顔を付き合わせて暮らすことになります。夫婦仲が良ければいいですが、始終、相手がそばにいると気が滅入るという場合もあるでしょう。会話がかみ合わずにイライラすることもあるかもしれません。

和田 だから熟年離婚が話題になるんですね。そういう相手と我慢して一緒にいるのがとことん嫌になったら、「お試し別居」をしてみたらいい。結果、熟年離婚になるかもしれないし、「やっぱり一緒にいたほうがいい」ということになるかもしれないし……。

鎌田 どんな結果になってもいいから、自分に嘘をつかない生き方、自分の生きたいように生きることが大事です。とはいえ、元気で60代を過ごした人でも、70代になると、あちこちガタがきます。

和田 それを私は『70歳が老化の別れ道』(詩想社)という一冊にまとめました。いわば〝引き算の治療〟全盛の風潮に警鐘を鳴らす一冊。ガタがきたなと思って検査を受けると、血圧が高い、血糖値が高い、コレステロール値が高いなどで薬を処方され、高い数値を「正常値」まで下げるよう指示されます。

鎌田 そこで「コレステロール・パラドクス」が出てくる。前にも述べましたが、コレステロールは高めの人のほうがむしろ長生きしているし、そのほうががんにもなりにくいというのが、ある種の調査でもわかっている。

和田　繰り返しますが、年をとればとるほど「あり余っている」害より「足りない」害のほうが大きくなるんですね。血圧を下げすぎると（足りなくすると）頭がふらふらする。そうすると転んで骨折して、そのまま寝たきりになる恐れもある。血糖値とか、ナトリウム（塩分）を下げすぎて（足りなくして）しまうと、意識障害を起こして頭が朦朧《もうろう》としてくる。これはとても危険なことで転倒骨折の原因になるし、重大な交通事故につながりかねない。つまり「足りなくなった」ための害が、高齢者に大きな負担を強《し》いている。例えば低血糖の状態を起こすと、ボケたようになって失禁したりすることがわかっています。そのように、意識障害を引き起こすのは、何かを下げたり、何かが足りなくなった場合であることが多い。年をとるといろいろなものが足りなくなってくるんです。ずっとめまいがするという患者さんがいたので血液を調べてみたら、思ったとおり亜鉛が足りなかった。それで亜鉛を摂取するようにしたら、めまいはすっかり治りました。

鎌田　和田さんのいう通りです。日本人は亜鉛が足りない。しかも多くの内科医が亜鉛に注目していないために、亜鉛を測定することは非常に少ないです。味覚が低下して食欲がなくなっている高齢者などにはこの亜鉛不足が原因している場合が多いのです。その他、細胞分裂を正常に行うためには、新陳代謝にも亜鉛が必要です。

和田　亜鉛は性機能を維持するためにも大切ですし、免疫機能にも関係していますね。

鎌田　亜鉛はカキ、シラスボシ、シジミ、ホタテ、ウナギなどに多く含まれています。中国が福島第一原発事故の処理水海洋放出に言いがかりをつけて、突然、ホタテの輸入をキャンセルしてしまいました。そこで、ホタテを生産している人たちのためにもぜひ、ホタテを食べてもらいたい。アーモンドやゴマ、カボチャのタネ、それから海苔、卵、椎茸、レバーなどもいいですね。**つまり年をとったら、食べ物の品数を増やすとかして、足りないものを足していくほうが老化は防げる。**それが「足し算医療」ですね。

和田　そうですよね。それをするかしないかで70歳から先の人生が決まる。つまり70代という年代はとても大事で、このときにもっともっと体や頭を使い続けると若々しくいられるし、そうでないとどんどん老け込んでしまうんです。

鎌田　70代が老化の曲がり角という意見には、僕も賛成です。この年代は意欲や好奇心が薄れてくる年代でもある。そういう意味で、70歳だからといって、ずっと続けてきた趣味とかをやめたりしないこと、それに「しんどいから」と体を動かす習慣を捨てないことですね。ずっとやり続けていくことが重要になってくる。

和田　私は、せめて60代のときに「70歳以降はこうしよう」と決めておくといいと思います。趣味でも生き方でも……。

鎌田　賛成。もう一つ45歳の壁も意識して、もう手遅れの人は自分の息子や娘に一言伝えるといい。この壁の前で〝筋肉〟に目覚めることが、70歳や80歳の壁を上手に超えていくためにはとても大事です。ただし、幸運なことに手遅れということはありません。60歳になっても70歳になっても、筋肉の大事さに目覚めることが大切なのです。

「記憶力が落ちた」と思ったら男性ホルモン減少を疑え

鎌田　男性ホルモンの減少にも注意してもらいたい。男性の場合、年をとればとるほど足りなくなってくるものの最たるものが男性ホルモン。これには「性欲を高めるホルモン」だとか「ちょっとエッチなホルモン」なんて誤解がありますが、これが足りないと、まず性欲だけでなく意欲そのものが落ちてくる。人付き合いがおっくうになる。同じだけ肉を食べて同じだけ運動していても、筋肉が落ちてくるので足腰が弱る。

和田　だから男性ホルモンを足してやると頭も冴《さ》えてくるし、意欲も出てきて筋肉もついてくる。足腰の衰えも減るから、要介護になるリスクが減ることになります。最近の研究でわかってきたことは、男性ホルモンが減ってくると、脳の中のアセチルコリンという神経伝達物質の分泌に悪影響が出てくること。アセチルコリンが分泌されなくなると、記憶力が悪くなるし、判断力も落ちてくる。例えば50代でモノ忘れが激しくなる人がいます。「若年性認知症かも」と焦る人がいるかもしれませんが、若年性アルツハイマーは50代だと1万人に8人くらいなのです。その一方で、50代で男性ホルモンが減る例は1割、あるいは日本人の場合もっとありますから、急激に意欲や性欲の衰えを感じたり、「急速に記憶力が落ちた」と自覚したら、男性ホルモンの減退を疑ったほうがいいかもしれません。

和田　自覚症状以外には、血液検査で調べる方法もあります。私は男性ホルモンの補充という治療をすすめていますが、その大きな理由は、老化予防のための意欲の維持と筋力の維持。そうやって男性ホルモンを維持していかないと、足腰は弱るわ、頭の回転は鈍るわ、意欲はなくなるわ、人付き合いは面倒くさくなるわ、そのうえ記憶もあやしいという、ろくでもない年寄りになりかねませんね。現に私のクリニックの患者さんでも、調べてみると男性ホルモンが足りない人がいっぱいいて、その人たちに男性ホルモンを注射すると、目に見えてハツラツとしてきて、頭もシャキッとしてきます。

鎌田　どんな治療をするんですか？

和田　検査してみて、異常に不足しているとわかれば「ＬＯＨ症候群」という診断名が下されて健康保険の対象になり、２週間に1回程度の注射を受けられます。病院にもよりますが、まずは泌尿器に相談してみたらいい。もちろん、他の診療科でも丁寧に対応してくれるところが増えてきています。

鎌田　なるほど。高齢者の場合は、みるみる筋肉が落ちてきたりという現象も見られる。僕は男性ホルモンを「なにくそホルモン」と呼んでいるんですよ。人間はどんな状況に追い込まれても、いくつになっても生きている限り何かをやれる可能性があり、やりたいことを追求できるんです。でも男性ホルモンが減ると、その意欲が減退する。男性ホルモンが減ると筋肉も減るんだけど、逆に言うと、筋肉を増やしてあげると男性ホルモンは増えてくる。すると元気になれる。まずは積極的に運動すること、そしてお肉などの良質なたんぱく質をたくさん摂って筋肉を取り戻すことですね。それでも元気が出てこなければ、男性ホルモン補充のための検査を受けてみたらいいと思います。

和田　「元気ホルモン」という呼び方もありますね。70歳過ぎから三度もエベレストに登頂した冒険家の三浦雄一郎さんは、２０２０年に特発性頸髄《けいずい》硬膜外血腫を発症し、手術を受けて数カ月に及ぶ入院生活を送りました。一時期、筋肉がすっかり衰えて、介助なしでは立ったりたりできない「要介護4」だったそうです。でも男性ホルモンを足せば筋肉が増えるので、この注射を受けると同時に、一生懸命にリハビリに励み、食事に気をつけることにした。その結果、89歳で車椅子で富士山に登ったそうですよ。

鎌田　三浦さんのリハビリは半端じゃないでしょうからね（笑）。誰もが真似できるわけではありませんが、そこまでしなくても、筋肉を増やすスクワットなどが男性ホルモンを増やすために効果的なんです。「なにくそ、負けないぞ」とやっていると、三浦さんのように〝復活〟できるかもしれない。

和田　男性ホルモンはうつ病にも効果があるんです。男性ホルモンが減るとうつ症状がみられるのですが、例えば認知症でうつ病を持っている人にうつ病の薬を投与すると、少し認知症が改善します。記憶力も上がるし意欲も出てくるから。

鎌田　それに、体を動かせば気持ちが軽くなっていくはずですしね。

和田　それも含めて、老いというものに関しては「年とったらダメになるのが当たり前」なんて、みんなが思いすぎていることが問題です。医療現場でも、「70代後半になれば元気がないのは当たり前だ」なんて、男性ホルモンの低下まで想像しない医師がまだまだ多い。医師も高齢者自身も多少、違う角度から眺めてみてもいいのではないでしょうか。

鎌田　男性ホルモンの働きについては、この20年くらいで研究が進んで、性欲だけでなく、「意欲」に関係していることもわかってきましたね。脳の老化に関しても、ちょっと物忘れが始まったとか、昔ほど頭がさえてないとかという、わりと知的な部分を気にされる人が多いですが、多分、脳が一番最初に縮むのが前頭葉だということも含めて考えると、最も早く衰えるのは「意欲」だと思うんですよ。男性はだいたい40代ぐらいから男性ホルモンが目立って減り始めます。するとだんだん意欲が衰えてきて、「もうこれ以上出世しなくてもいいや」とか、「そんなにガツガツ働いても仕方ないし」みたいな気持ちになってくる。45歳の壁も70歳の壁も「なにくそホルモン」が関係している。男性ホルモンを多くするには「貯筋」が大事。女性もこの時期に筋肉が減らないようにしておくこと、それがチャレンジングな人生を作っていくのです。

年をとっても「英雄、色を好む」でいこう!

鎌田　意欲は、早い人だと、もう40代ぐらいから衰えています。その意味でも「退職は遅いほどいい」という和田さんの考え方は、意欲がない人に無理やり頭使わせるためにも有効になるはずです。認知症の始まりに「アパシー」というものがあります。「無関心」「無気力」「無感動」、中年以降はこれに気をつけておく必要があると、僕の患者さんには伝えています。

和田　いったん意欲を失ってしまうと、さらに輪をかけて無欲になってしまい、「もう年なんだから老けるのもあたりまえだ」とか考えてしまうようになります。それが高じて「歩けなくなってもしょうがない」となってしまう。大きな問題につながります。

鎌田　男性ホルモンのテストステロンを増やすのに有効なのは食生活と運動なんですが、**もう1つ、恋愛をすることがとても役立ちます。エッチな動画を観たり、女性のいる店に行ったりするのも有効だそうです。**

和田　高齢者の恋愛とかエッチな動画というと「けしからん」と目くじらを立てる人が多いかもしれませんが、これも若返りの1つの方法だと、大目に見てやってほしい。アメリカなどでは、夫婦でポルノを観ることも多いようなので、そういう形でもいいから、**ときにはちょっとエッチな刺激も必要だと思います。**

鎌田　そうですね。ときにはタブーを破ることも、自由に人生を送るために必要なこと。

若くあるためには男性ホルモンが不可欠であると考えて欲しいものです。

和田　年齢とともに男性ホルモンが減少してきた男性がよく口にするのが、「最近、新入社員に可愛い女の子が入ってきてもとくに何とも思わないし、興味がわかないんだよね」とか、「キャバクラに行っても面倒くさくて女の子を口説いたりする気にならない」といった、いかにもオッサンのセリフです。

鎌田　確かに、定年退職後はバーやキャバクラに足が向かなくなったり、きれいな女性を見てもとくに心ときめかなくなる男性が多い。男性ホルモンが減ってくるのは家庭平和という意味では大変喜ばしいことですが、女性に興味がなくなるだけならまだしも、人間自体に興味がなくなって、人付き合いそのものがおっくうになってしまうこともあります。それで奥さんにばかりベタベタくっついて、「濡れ落ち葉」と陰口をたたかれる。覇気がなくなり、何をするにも面倒くさがったり、人間嫌いになる。「ちょうどよくない孤独」になって、しょぼくれた老人への道をまっしぐら……。

和田　日本ではとかく男性ホルモンが敵視されがちなのですが、それは「男性ホルモンが多い人は凶暴だ」という根拠のない説があるから。実際は「凶暴」どころか、男性ホルモンのテストステロンが多いほうが、人に優しくなるんです。欧米の有名な科学雑誌に掲載されていた論文なのですが、女性に男性ホルモンを投与すると、ボランティアを希望する人が増えたり、寄付金額の割合が増えるんです。

鎌田　つまり男性ホルモンが多い人のほうが、弱者に優しくなるというわけね？

和田　テストステロンが公共心に影響するんじゃないかっていわれています。これは例え話としていいのかどうかわからないけれど、昔から、「英雄、色を好む」なんていわれますよね。過去の為政者でも、年をとってから子どもを産んだ人とか、あるいは好色といわれている人は、庶民に優しい政治をする人が多いんです。だからテストステロンが高いと、確かに性欲とかも高まるんだけども、逆に、人々に優しくなれたり公共心が高くなったりするんじゃないかと、私も信じています。だから、ちょっとエロティックなことを妄想したり、ちょっとしたすけべ心は持っていたほうがいい。

肌の触れ合いだけでも〝絆ホルモン〟が出る

鎌田　いい話ですね。高齢者を見ていると、テストステロンが旺盛なのに、子どもに嫌われてはいけないとかいう思いから、「自己決定」ができない方も多いのです。例えば、奥さんに先立たれて再婚したいと思っても、子どもが反対するから躊躇《ちゅうちょ》してしまう。

和田　だけど残りの人生を考えたときに、本当にそれでいいのか、よく考えるべきです。

鎌田　先週、僕のラジオ番組に手紙が来て。72歳の男性なんですが、縁あって50代の女性が同居するようになったという報告をもらいました……。

和田　おめでとうございます。

鎌田　「もうエッチは無理だけど」と手紙には書かれていたけれど、それだけが愛情の交換表現ではないはず。濃密なむつみ合いができなくたって、肌と肌が触れ合うだけでもオキシトシンという〝絆《きずな》ホルモン〟が出るし、そのオキシトシンには抗酸化作用があって、老化を防いでくれるという論文も出てきています。いいことずくめですよね。

和田　男性ホルモンのテストステロンも、肌の触れ合いだけで出ますからね。私はそういう場合、軋轢《あつれき》を生んだ結果、周囲と疎遠になっても、「この人と一緒に生きる」という自己決定の姿勢に賛辞を送ります。もちろん、法に触れることは論外ですが、だけど、死ぬときに悔いが残るような思いはしてはいけないと、私は思っています。

鎌田　誰かがそばにいないと耐えられないような人だっていると思うし、残念ながら年とると、なんかしらの不自由が出てくるから、我慢するのと我慢しないことを分けて、そこで自己決定をしていったらいいと思うんですよね。

和田　私の場合は、食べることについては我慢しないと決めていて、それで仮に寿命が縮んだとしても、それは自己決定の結果だと甘んじて受け入れます（笑）

鎌田　結局、生き方や健康にいいとか、悪いとかのことも、それはあくまでも情報であって、自己決定のヒント。決して強制するものではない。

和田　鎌田さんは別として、医者ってわりと強制することが多い。「引き算の医療」の場合、特にそうですね。

鎌田　でも、高齢になるまで生きてきて、子どもも社会に送り出したし、社会への責任も果たしたのだから、それから先は、いいと思ったらやるし、嫌だと思ったらやらないという、ある種の〝天の啓示〟のようなものに従って生きていけばいいんです。

和田　テストステロンのもう1つの作用として、人付き合いがあるんですよ。テストステロンが低下すると異性に興味がなくなるだけでなく、人間に興味がなくなってきて、人付き合いがおっくうになってくるらしいんです。しかも、テストステロンが高い人は、あまり高くない人に比べて、うそをつく傾向が少なかったそうです。テストステロンが高いと、自己イメージやプライドを大事にする傾向が出て、社会的行動ができるのです。ということは、運動をしている人のほうが、社会的なルールを守る意識が強いと言えるかも。

女性にも男性ホルモンが欠かせない！

鎌田　男性の10分の1ぐらいだけど、女性の場合でもどの人にもテストステロンはあります。僕が読んだ論文では、女性起業家で成功している人はテストステロンの量が多いというものもあります。幸か不幸か、女性の方は閉経の時期になると男性ホルモンが相対的に増えるので、年をとると元気になる方が多いのです。

和田　それは、人付き合いの意欲が旺盛になることもプラスに作用するからではないでしょうか。70代くらいの高齢者の団体旅行はほとんど女性ばかりです。確かに、女性のほうが、年をとってから意欲的になる人が多い。

鎌田　なるほど。テストステロンは男性の専売特許じゃないんだ。それから、知り合いにおごったりすることもいいそうですね。おごるというのは、誰かの面倒を見るということ。そもそもテストステロンが高いから、そういう行為をするということもありますが、それをするとテストステロンが上がるという研究もあります。

和田　そうかもしれないですよね。テストステロンは自己肯定感につながります。勝負事で勝つこと、知り合いにおごる、いいことをすると、自己肯定感が上がります。するとテストステロンの分泌は増えるのではないかと思うんです。卵が先か鶏が先かの話になりますが、テストステロンはばかにしてはいけませんね。

鎌田　女性は40から60歳ぐらいで更年期症状に悩む人が出てきます。女性ホルモンのエストロゲンが減少するために、高脂血症が起きたり動脈硬化が起きやすくなったり、骨粗しょう症が起きやすくなります。女性ホルモンに関しては、尿でエクオールという、エストロゲンに似た成分を測定することを通して検査が行われます。エクオールは、エストロゲンと同様の働きをして、この産生量が多いと更年期症状が軽い人が多くなります。閉経後の骨粗しょう症や高脂血症、血圧、血管内皮機能、乳がん、肌の老化抑制などにもよい影響があると報告されています。

和田　エクオールは、どんな食べ物から摂取できるんですか？

鎌田　大豆に多く含まれるイソフラボンをたくさん食べることが大事です。またエクオールは腸内細菌によってつくり出されるので、産生するためには腸内環境を整えることが大事です。そのためには発酵食品や野菜、海藻、キノコなども有効だと思います。

和田　食べ物以外での予防法はありますか？

鎌田　女性に多い更年期症状や骨粗しょう症対策としては、更年期にさしかかるあたりから、「鎌田式かかと落とし運動」などをして骨に刺激を与え、骨密度を高めることが大事です。生活習慣としては、好奇心旺盛で、趣味や仕事を持っている人は、更年期症状が軽くて軽く過ごすことができる人たちが多いといわれています。働く女性は更年期に離職することが多いのですが、できるだけ仕事を続けることですね。また、仕事をしていれば自然と運動することにつながります。つまり、大豆イソフラボンを多く摂ることと好奇心を持ち続けること。そして、いまある状態を肯定的に捉えることができる人は、更年期を軽く過ごすことができる可能性が強いといわれています。

和田　更年期障害というと「ホルモン補充療法」は手軽ですね。私のクリニックでは最もリピーターの多い治療です。

鎌田　でも、できれば生活習慣を変えることで、症状を軽くすることができるといいですね。諏訪中央病院では東洋医学センターがあって漢方外来をやっているのですが、漢方もよく効きます。ただ症状が重い場合は、一度、ホルモン補充療法にチャレンジしてみるのもいいかと思います。

コレステロールを減らしすぎると勃起不全になる

鎌田　先ほど述べたように、男性ホルモンは、注射や薬で補充する方法もありますが、それ以上に生活改善で補充して欲しい。まず肉を食べることですね。

和田　これに関してはコレステロールが多いほうがいいので、魚よりも牛・豚・鶏など動物の肉のほうがおすすめです。実はコレステロールが男性ホルモンの材料なんですよ。だからコレステロールを減らしすぎるとＥＤ（勃起不全）になってしまう人もいる。

鎌田　そういう意味で、男性ホルモンを維持するためには肉を食べること。また、牡蠣とかニンニクは精がつくといわれますが、実際そのとおりで、牡蠣とかニンニクには亜鉛がたくさん入っている。亜鉛を増やすと男性ホルモンは増えるんです。

和田　とにかくホルモンは男にも女にも、目には見えないけれど、大きな影響を与えていることを知っておく必要があります。

鎌田　それは「内分泌至上主義者」の僕も大賛成。やる気を起こすのはなかなか難しいけど、テストステロンを増やすためにはどうしたらいいのかはわかってきたので、その方法を試してほしい。それは運動すること。筋肉をつくることです。特に僕がすすめている「かかと落とし」などのリズミカルな運動でテストステロン分泌が促進されるという研究があります。

和田　それに、男性ホルモンが減ってくると、同じだけ運動して同じだけ肉を食べても、筋肉が落ちてくるんですね。筋肉を増強したりするドーピングに男性ホルモンが使われてきた歴史を見ればわかるように、男性ホルモンが多ければ、同じ運動量でも筋肉モリモリになるんです。

鎌田　やっぱり、筋肉の維持がとても大事なんですね！

「90歳の壁」を乗り越える極意

鎌田　「人生１００年時代」と言われています。でも90歳を超えると男性の約４割、女性の約７割が認知症で、介護保険のお世話になる人が50％を超えます。和田さん風にいえば、これが「90歳の壁」ですね。

和田　あえて強調しますが、この壁を超える武器は、やはり運動と食事ということになりますね。

鎌田　大賛成！「90歳の壁」を乗り超える究極の武器はそれ以外にはない。僕は90歳になっても1人でレストランに行ったり温泉に出かけるのを目標にしています。体の機能を低下させないためには、スイスイと動ける筋力を保つことが大事。そこで提唱してきたのが「鎌田式ズボラ筋トレ」ですが、実は筋肉だけでは不十分なのです。高齢になると筋肉ばかりか骨も弱くなり、骨折がそのまま寝たきりに直結します。だから前述の「かかと落とし運動」などの「骨活」がおすすめ。

和田　「かかと落とし運動」って、どうやるのですか？

鎌田　爪先立ちの状態から、かかとをストンと落とすだけの重力を利用した運動です。骨粗しょう症にも有効という論文も発表されている最高の「骨活」です。10回を1セットにして、一日3セットがおすすめです。

和田　鎌田さんは「腸活」というものもすすめていますね。

鎌田　がんの予防や感染症の重症化を防ぐには免疫力が大事なのはよく知られていますが、免疫力の中枢は腸にあります。腸を元気にして免疫力を高めれば、がん細胞などを退治する「ナチュラルキラー細胞」の働きが活発になり、体を危険から守ってくれます。

和田　腸を元気にして免疫力を高めるという意味では「脳腸相関」という言葉がありますね。脳と腸は密接につながっているんですよね。

鎌田　そうです。ストレスなどで脳が疲れてくると、女性は便秘、男性は下痢しやすくなります。その逆に腸内環境が悪化すると、自律神経を介して脳に影響が及び、不安感やイライラ感が募ってしまう。そんな〝脳の疲れ〟を吹き飛ばすためにも「腸活」が大事で、そ**のために手っ取り早い運動はウォーキング**。足をしっかり動かし、腹筋を刺激するように歩くと、腸の動きが活発になり、また運動すると脳の中で「幸せホルモン」のセロトニンが増え、うつ気分も解消されるんですよ。

幅広ウォーキングとワイドスクワットで寿命を延ばす

和田　高齢者の関心事は認知症予防ですが、これに効果的な運動もあるそうですね。

鎌田　脳を若々しく保つのに効果があるのは「幅広ウォーキング」だと思います。いつも**より少しだけ大股で歩くだけでいいんです**。股《こ》関節のストレッチになり、硬くなった体がほぐれて、毛細血管の循環が良くなります。歩幅の小さい人は男性で2・3倍、女性は5・

8倍も認知症リスクが高まるという報告もあります。前にも話したように、僕は実の父親が糖尿病だったので、もしかしたら自分も糖尿病になりやすい遺伝子を持っているかもしれないと思っていました。だから、一貫して運動は欠かさないできたんですよ。若い頃は、夏はテニスをして、冬はスキーをするというのを習慣にしていました。でも心臓の心房細動という不整脈が起きて走れなくなって、テニスはやめたんです。でもスキーは自分の性に合うのか、あんまり不整脈が起きないので、いまでもワンシーズンに50日ぐらい滑りを楽しんでいます。茅野市の私の自宅から15分ぐらいの所に富士見高原パノラマスキー場という3キロのダウンヒルがあって、天気を見て、女房と2人でゴンドラで上がって、3キロを2本から3本滑っています

和田　それは素晴らしい。私と違って、早くから運動の習慣に目覚めていた（笑）。

鎌田　潜在的に糖尿病のリスクを抱えているので、以前から時々、血糖値はチェックしてたんですけれど、一度、HbA1cが6・4くらいまで上がって、「いよいよ糖尿病の入り口に来たか」と思ったとき、スクワットをやりだしたら、5・6ぐらいに下がったんです。それ以来ずっと続けてきて、筋肉をつければ血糖値が下がるので、糖尿病の人にスクワットを教えるようにしています。血糖値を下げるだけでなく、筋肉がついていれば、90歳近

くまで生きていてもぴんぴん元気です。事実、長野には90歳過ぎても元気で野良作業を続けて、集落の友達と旅行に行ってきたという人もたくさんいます。糖尿病のない人が筋肉を意識しないで暮らしている場合より、糖尿病と診断された人でも筋肉をつければ健康で、ピンピン元気なんていうケースがいっぱいあります。そういう例をたくさん見ている。

和田　なるほど、「糖尿病になったらもう終わり」ということではないんですよね。

鎌田　そこで、スクワットオタクのカマタから、和田さんへワンポイントレッスンをします。僕は週2回、ジムへ行って62・5kgのバーベルをかつぎながら、ワイドスクワットをやっています。一般の人はバーベルなしで、自分の体重を利用するだけで効果絶大です。これは通常のスクワットよりも足幅を大きく広げて屈伸運動をするもので、主に、前もも（大腿四頭筋）と背中（脊柱起立筋《せきちゅう》）、内もも、お尻が鍛えられます。その結果、股関節の可動域が広がり、怪我予防にも効果的。筋力が向上して基礎代謝がアップし、心肺機能の向上も期待できるという優れもの。1セットを5～10回、1日に3セットが目安です。

①足を肩幅よりも広めに開き、つま先は外に向ける。
②自分の体重を利用して、太ももが膝と平行になるまで、ゆっくりと腰を下げていく。
③素早く腰を上げる。ゆっくり沈んで、腰を上げるときは速く。

健康づくり運動などに関連して講演会に呼ばれると、1000人ぐらいの会場でみんなに立ち上がってもらって、ワイドスクワットをやるようにしています。東京国際フォーラムで5000人の観客とワイドスクワットをしたこともあります。

和田 ちょっと厳しそうですが、なんとかチャレンジしてみます。コツはあるんですか？

鎌田 「鎌田流」のコツは、**ゆっくりと沈み込んでいくこと**。「伸張筋運動」が大事なのです。沈み込んでいくとき、大腿四頭筋という太ももの前側の筋肉が伸びる。そのときに負荷がかかって、血糖値や血圧を下げてくれるマイオカインという物質が出ることがわかっています。立ち上がるときのほうが、よっこらしょと力を加えているように見えますが、どちらかというと沈み込んでいくときのほうが負荷がかかり、筋肉増強に有効なのです。だから、ゆっくりと沈み込んでいくようにすることが大事。高齢者の場合には、テーブルに手をついて立ち上がってもいいといっています。ゆっくりと沈み込む、いいスクワットをすれば、300の血糖値が250になるかもしれません。和田さんもぜひやってみてください。

和田 私もいまは毎朝、普通のスクワットを10回から20回。私は習慣づけないと何もしない人間なので、毎日、この時間にと決めておいて、きちんとやっています。

鎌田　和田秀樹がワイドスクワットをやるなんて、いいねえ。「あの和田さんさえやっているんだから」という啓蒙効果は大きいはずですよ。

和田　鎌田さんのおっしゃる通りで、僕もスクワットをし、歩くようになって、それで太ももの筋肉がついてきました。本当に筋肉はすごく大事だと感じます。フレイルであろうがロコモーティブ・シンドローム（運動器症候群）であろうが、筋肉が弱ってくると、人間って外出をしなくなる。だから余計に悪いと思いますよね。

鎌田　和田さんは美食とワインがやめられないので、しばらく週2回ジム通いをしてみたらいかがですか。一度本格的に筋肉作りをすれば、血圧も血糖値もさらに安全域に下がってくる可能性があります。おすすめですよ。

がんにならない生活術

和田　もう1つ、高齢者の不安のタネに「がん」があります。「がんにならない生活術」というものを鎌田さんは提唱していますが……。

鎌田　第1に「ちょい太のほうががんになりにくい」ということです。多くの医師は「B

ＭＩ（体重を身長で2回割った数値）は22」なんていうかもしれませんが、年をとったらＢＭＩ26くらいでも問題ない。「ちょい太でだいじょうぶ」なんです。ちなみにＢＭＩの数値は18・5以上25未満が普通で、18・5未満が痩せ型、25以上30未満が「やや肥満」。メタボリックシンドローム対策の対象となる数値ですね。でもＢＭＩが23〜25のちょい太に比べ、19未満の痩せ型はがんの発生率が30％も高いのです。ＢＭＩ25以上は肥満とされていますが、26くらいまでＯＫです。

和田　私はあまり気乗りがしませんが、減塩も大事だそうですね？

鎌田　それが2番目。最近でこそ、日本人のがんの死因の1位は男性が大腸がん、女性は乳がんになりましたが、根強く残っているのが胃がんです。**塩分は胃がんを誘発し、大腸をはじめ消化器系のがんに大きな影響を与えます。**総じて味が濃いめで塩分の摂取量の多い秋田県、青森県は胃がん患者が多いのです。スクワット（運動）、減塩につぐ3番目は**抗酸化力をアップさせること。**がんも認知症と同様に、慢性炎症が引き金になっているといわれています。

和田　抗酸化力をアップさせる食品群が発表されていますよね。

鎌田　１９９０年にアメリカの国立がん研究所が「がん予防に重要な野菜リスト・デザイ

ナーフーズ」を発表しています。野菜は抗酸化力を高める順にピラミッド型になっていて、最も予防効果が高いのはニンニク。次いでキャベツ、ショウガ、大豆、ニンジン、セロリ。これらを普段から摂ること。僕はお寿司屋さんに行くと、一貫食べるごとにガリを口にします。家の冷蔵庫には甘酢につけたガリを常備しているし、トンカツを食べるときは必ずキャベツの大盛りを頼みます。セロリもピラジンという成分が血液をサラサラにして、血栓やがんを予防するような作用があります。4番目は免疫力のアップ。人間の免疫細胞は7割が腸にあるといわれているので、腸内環境をよくすれば免疫力が上がります。それには発酵食品と食物繊維をよく摂ること、そして、**よく笑うこと、希望を持つことで免疫力はアップします。**5番目は、何度も述べるようにスクワットとカカト落としなどの貯筋運動。

和田　やはり「貯筋」が大事。

鎌田　毎日ちょっとずつでいいんですからね（笑）。そして6番目が禁煙。タバコは百害あって一利なし。最後の7番目が**アルコールは適量に。**日本酒なら2合程度が目安。飲み過ぎはいけません。ワイン大好きな和田さんは、美味しいワインを見つけて、楽しんで、それを仲間たちに振舞って、周りをよろこばす、そういう素晴らしい時間が、長く続けられるように……。でも余計なことですが、度を越さないようにしてください。死亡率が最も低いのが、一日平均、純アルコール約20グラムを摂取するグループで、飲まない人よりも、少し飲む人が長生き。ワインなら1日に1杯半がおすすめ。僕が主治医なら、和田さんの生き方に少しおまけをして2杯。こんなことをいわれたら、和田さんは僕の外来に絶対に来たくなくなるかもしれませんね(笑)。でも、いまは少しだけ控えておくことが、いつまでも長〜くお酒を楽しむための道なんですよ。

健康寿命を延ばす食べ物はこれだ!

和田　控えているわけではないのですが、最近はアルコールに弱くなって、ワインを大体ボトル半分くらいしか飲みません。やはり運動と食べ物を十分摂って、お酒は飲み過ぎないという「王道」を外しては、百歳長寿なんて夢のまた夢……。

鎌田　いま、免疫力を高める「デザイナーフーズ」を紹介しましたが、それとは別に僕は独自には「健康寿命を延ばす食べ物」を考えました。8つあります。

1野菜、2青魚、3赤身の魚、4肉や大豆、5卵、6ネバネバしたもの、7エゴマ油、

８　発酵食品です。

和田　この８つをバランスよく食事に取り入れれば、健康長寿の道につながる……。

鎌田　元気で暮らしたかったら試してみてください。野菜は何でもいいから一日３５０g。たんぱく質は魚・肉・大豆（豆腐、納豆など）を主に、僕は卵を毎日2〜3個食べます。それから、納豆、オクラ、山芋、海藻などのネバネバ食品をご飯と一緒に食べると血糖値の急激な上昇を抑えてくれるのです。また、エゴマ油で血液サラサラ、チーズやヨーグルトなど発酵食品も忘れないように。

和田　なるほど、それが健康長寿につながる……。

鎌田　まず、野菜を一日３５０gですね。特にニンニク、キャベツ、ショウガ、大豆、ニンジン、セロリ、明日葉などのセリ科の野菜は、「デザイナーフーズ」で効果が高いとされているものです。中でも僕のオススメはセロリ。がん予防効果だけでなく、セロリに含まれるピラジンという物質が血液をサラサラにして血栓をつくりにくくします。抗酸化力も高いので動脈硬化予防にも効果的。体脂肪の蓄積を防ぐビタミン類も豊富です。また、炒めるとフェノールカルボン酸という成分が出て活性酸素の発生を防いでくれるので、高血圧予防効果も高い。僕はセロリに味噌マヨ（味噌とマヨネーズをかき回したもの）をつけて毎日、もりもり食べています。

和田　鎌田さんは先ほど、お寿司のガリも常備していると。

鎌田　ショウガの健康効果も抜群なんですよ。「健康長寿を延ばす食べ物」8つのうちの2つ目は青魚、3つ目は赤身の魚なので、これと一緒にガリを食べると一石二鳥。青魚に含まれる**オメガ3脂肪酸**は血液をサラサラにしてくれますし、赤身の魚介類の赤い色素に含まれる**アスタキサンチン**は、脳の関所といわれている「血液脳関門」を通過して脳の細胞にまで届き、脳の中で抗酸化力を発揮してくれて、認知症予防に役立ちます。また野菜の繊維質は大腸がん予防効果もあり、寒天、キノコなどの繊維の多い食品と一緒に摂れば、より効果的なんですよ。

納豆は「最も安くて強力なサプリメント」

和田　うん、それはよさそう。ところでネバネバ食品という意味では、私は自分では納豆は食べませんが、患者さんにはすすめています。特に高齢者ほど食べてほしい健康食。

鎌田　関西人は納豆ダメな人が多いよね。これは「食の文化」だからしようがない。納豆は、良質の植物性たんぱく質を効率的に取れる食材です。しかも値段が安いのがうれしい。スーパーでは、3つパックが100円ほどで売られていますし。

和田　そうです。「もっとも安いサプリメント」といって過言ではない。一般に、高齢者は体重1kgあたり1日に1・2〜1・5g程度のたんぱく質を摂るのが望ましいとされていて、例えば体重が60kgの人ならば70から90gのたんぱく質を取ることが推奨されている。

鎌田　でもそれは、たんぱく質そのものの純粋な重量。まるごとの肉や魚が70〜90gというわけじゃないので、それを摂るというのは結構大変だよね。朝は卵、昼は魚、夜は肉といった具合に、毎食、たんぱく質を中心に摂ってようやく達成できる量です。相当に意識しないと難しい……。朝はトースト、昼はうどんで軽くすまそうなんて思ってしまうと、もう達成できない。だから、納豆などの大豆食品を活用してもらいたい。納豆は良質の植物性たんぱく質を最も効率的に摂《と》れる食材ですからね。

和田　しかも大豆食品は「ブレインフード」とも呼ばれていて、脳の強い味方ですしね。脳の働きを活発にし、脳を若々しく保つのにひと役買ってくれると注目されています。

鎌田　大豆の中でも、納豆は発酵食品です。納豆には「ナットウキナーゼ」をはじめ、人間の体に影響を与える善玉菌が豊富に含まれていて、それが腸内環境を整えるのに役立つ。

近年、「脳腸相関」ということで、脳と腸は密接に繋がっていて、その介在をするのが腸内細菌だといわれています。腸内細菌が活発に働いて腸内環境が整えば免疫機能が強化されます。つまり、納豆は免疫力まで高めてくれる食材なのです。

和田　また、納豆のたんぱく質は骨を強くするのにも役立ちます。高齢者はもちろん、すべての人にとって納豆は大事な食材なんですね、私は苦手ですが（笑）。

元気でいたかったら、やっぱり肉を食べよ！

鎌田　そして4つ目は肉ですね。何度も言いますが、90歳になっても元気で動き回るには「貯筋」、つまり筋肉を貯めることが何より大事です。その筋肉をつくるのはたんぱく質。いまあげた大豆やお肉をたっぷり摂って、上質なたんぱく質＋適度な運動で筋肉をつくっておくことが大切です。

和田　最近、ようやく「高齢者ほど肉を食え」というのが定着してきましたね。これまでは、高齢になると肉を控えて野菜中心の食事が体によいというイメージが強かったのですが、それが間違いだと、みんなわかってきたようです。確かに高齢になると、若い頃に比べてあっさりした食事を好むようになりますが、その結果、70歳以上の日本人の5人に1人がたんぱく質不足になっています。納豆や大豆製品とともに、たんぱく質不足を補う主役は、やはりお肉ですね。

鎌田　それも「プラスの健康法」ですね。お肉に関しては「赤肉や加工肉は発がん物質」という説が一時期、世界的に有名になったことがあります。アメリカのがん研究協会が、赤肉や加工肉の食べ過ぎは大腸がんを招くという報告をしました。日本人もこれを盲信して、「だから肉はよくない」と思っている人は多いのですが、そもそも日本人の赤肉、加工肉の摂取量は1日当たり63g程度でしかないんです。僕もステーキハウスへ行くと、70グラムから100グラムでもう結構……。

和田　しかも、脂の少ないヒレ肉などですよね。

鎌田　若い人はもちろん200gとか300g食べる人がいるけれども、日本人は特に高齢者になると、せいぜい100から150gぐらい。だから肉を食べてもほとんど悪影響はない。むしろ日本人は肉が足りていないんです。

和田　私もそう思います。アメリカが「肉を減らせ」と言いだしたのは1980年代。その頃、アメリカ人の摂取量が1日300gなのに対して日本人は70g。沖縄の人が100

g食べていたのですが、沖縄の人のほうが長寿だったんですよね。したがって、「肉をやめよう」ではなくて、もっと摂るべきですね。

鎌田　たんぱく質不足だと、全身の筋肉量や骨密度が減り、転倒や骨折をしやすくなってしまう。最悪の場合は寝たきりを引き起こしてしまう。また、筋力が低下すると肩こりや腰痛にもつながりますし、基礎代謝が低下しますから、太りやすくなってしまいます。

和田　美容面での影響も大きいですよ。肌の張りやツヤにとって非常に重要なコラーゲンも不足してしまいますから、シワやタルミなどお肌のトラブルにもつながってしまいます。

和田　5つ目は卵だそうですね。「卵をたっぷり」なんていうと「コレステロールが心配」という声もありますね。

鎌田　卵は良質なたんぱく質の塊なので「貯筋」の強い味方です。またコリンが含まれているので認知症予防に効果がある。コレステロールに関しては、大谷選手は1日6個食べているそうですよ。

和田　先ほど「コレステロール・パラドクス」の話をしましたが、「**食事で摂るコレステロールは制限する必要はない**」と厚労省までいいだしました。少なくとも、1日に2個や3個ならまったく問題はない。

鎌田　卵はいくつ食べても大丈夫だけども、1日に6つ食べている大谷選手は、どうもゆで卵にしているらしい。僕たちはオムレッでも目玉焼きでも、基本的に油を使うけど、できたら、ゆで卵のほうがいい。そこで僕が台湾を旅行したときに発見したのが「茶卵」。ウーロン茶にゆで卵を漬けているものでコンビニや駅でも売られています。ハッカクがちょっと入っているんですが、これは入れなくてもいい。例えばタッパーなどに入れてそばつゆなどを垂らしてゆで卵を漬けるんです。色だけですが、ラーメン屋の煮卵に近い感じがして、微妙な味わいです。空腹にも役立ちます。

和田　高齢者のたんぱく質補給の強い味方になりそうですね。卵は最近、少し値段が上がりましたが、調理が簡単なところがいいですね。

鎌田　一人暮らしの男性でも、ゆで卵や目玉焼き、あるいは野菜と卵の炒めものなら簡単に作れるはずです。

和田　特に、ゆで卵なら誰でもできる。卵をしっかり食べればたんぱく質は問題ない。

鎌田　6つ目はネバネバしたもの。和田さんご推奨の納豆をはじめ、オクラ、山芋、海藻などをご飯と一緒に食べると、血糖値が上がりにくくなり、動脈硬化予防になります。特にオクラはマグネシウムが豊富で、夏場に汗をかくとマグネシウムやカルシウム不足になって足がつったり「こむらがえり」を起こしたりするので、この予防に役立ちます。僕は、いつも5本くらい、オクラのヘタを切ってコップの水に浸しておきます。するとぬるっとした「オクラ水」が出てくるので、毎日、これを飲んでいます。オクラ自体はごま和えで食べるようにしています。

和田　それは、いかにも健康によさそうだ。

鎌田　いいですよ。そして7つ目がエゴマ油。血液をサラサラにしてくれます。8つ目がチーズやヨーグルト、納豆、キムチなどの発酵食品。これに含まれる乳酸菌や納豆菌には腸内環境を整える働きがあり、免疫力を高めて健康維持に役立つのです。ぜひこの8つを毎日の食卓に取り入れてもらいたいものですね。

「バランスのよい食事」ってどんなもの？

和田　でも、心身の健康を保ち、認知症になりにくい生活には「バランスのいい食事が大事」と聞いても、「バランスがいい」という意味がわからない人もいると思うんです。特に高齢になると、例えば肉や脂を避けることが「バランスがいい」と思われがちですが、反対に、年をとればとるほど、いわゆる雑食、いろんなものを取ったほうがいいっていうのを、私は信じています。

鎌田　その通りです。いまあげた8種類は、まさに雑食そのものですよ……。

和田　若い頃だと、例えば亜鉛が足りないために味覚障害になったり、男性ホルモン不足を起こすことはないんですけど、年をとってくると、亜鉛であれセレンであれマグネシウムであれ、足りない物質の害が増えてくるように思えます。だから、食事を取るときに、できれば品目数を多くするほうがいいと思っています。「これはよくないからやめる」というよりは、いろんなものをちょっとずつ食べるということが大切。

鎌田　世界的に見て、いろんなものを少しずつ食べる文化は日本の良さだと思うんです。

和田　フランス人も割と近いかもしれませんが、韓国も、例えば虚血性心疾患が少ない国なのですが、本場の韓国料理は、最初にすごい種類の前菜が出てきます。ああいう食べ方が多分、体にいいのではと思います。

鎌田　僕はイラク難民の子どもたちへの医療支援で中東をよく訪れますが、そこでも前菜がすごくたくさん出てくるんですよね。だから日本人は、韓国の前菜のように、もっと前菜を豊富にしたらいいと思うんですね。

和田　おっしゃるとおりですね。「これが体にいい」といって単品ばかり口にしたり、「これはよくない」といって食べないなんてことはしないで、いろんなものを食べることが健康長寿の秘訣だと思います。しかも、そのほうが食事の楽しみが増します。

鎌田　でも日本人の場合、特にお年寄りになると、肉はともかく、揚げ物は……となります。僕は、**揚げ物はやっぱり摂りすぎないでほしい**と思う。

和田　どの程度かにもよるんじゃないですかね。油も人間の体に不可欠ですから。人間の体は基本的に油と肉なわけですから。炭水化物はエネルギー源でしかありません。だから、油をあまり抜いてしまうのはよくないと、私は思っています。

鎌田　確かに程度の問題ですが、肉や揚げ物に含まれる脂質は酸化しやすく、酸化した脂肪は腸にダメージを与え、体の中でストレスを与えるので要注意です。人間は酸素を吸って生きていますが、その結果、体内で活性酸素が生成されます。活性酸素は体内に侵入してきた病原菌やウイルスを退治する働きをしますが、過剰に発生した場合は、細胞を酸化させてしまいます。これが「**酸化ストレス**」で、これは脳にも悪影響を与えます。脳血管の動脈硬化が進行して血管が詰まりやすくなり、脳梗塞など脳血管障害のリスクが高まる。脳内にアルツハイマー病の原因といわれるたんぱく質アミロイドβを増やすこともわかっています。

和田　確かに、天ぷらなどは、そのまま放っておいたらよくない。私が育った大阪では、店で買ってきたてんぷらは半日ぐらい置かれた酸化した油の塊でした。いまだったら口にしませんが。でも、目の前でさっと揚げた衣の薄い天ぷらだったら、そう悪くないんじゃないかと私は思うんですけどね。かなり高級な胡麻油などを使っていますし。コレステロールを怖がるあまり、例えば油抜きダイエットなんて、人間が動物である限り、まったく油を取らないのは、あまり体にいいように思えないんです。適量というものは考えなければなりませんが、あまり油を敵視するのはどうかと思います。動物性の脂肪にしても全部悪いとは思えず、人類がこれだけ食べてきたのだから、何かメリットがあるかもしれません。もちろんトランス脂肪酸は明らかによくないかもしれませんが、これを食べてきた世代の人が長生きなのですから、やはり何かいい点があるかもしれません。

鎌田　僕の街には、美味しいトンカツ屋があります。よく行ったのですが、いまは1カ月に1度くらいにしています。

和田　これは鎌田さんとは少し考え方が違うかもしれない。もちろん、適量はあります。大きなトンカツをしょっちゅう食べるのは論外ですが、週に1度、大好きなトンカツを食べるのは、それほど悪くない。特に、暑い夏こそトンカツなどの脂っこいものを食べてもらいたい。高齢者に脂っこいものは敬遠されがちですが、脂肪は肉体の材料であり、若々しさを保ってくれるもの。

鎌田　納得、納得。僕は「美味しいものを食べた者勝ち」と常々語っているので、焼肉屋にも天ぷら屋にも行きます。でも自分の健康法としては、トンカツ屋は月に1回くらいと決めています。焼肉屋は月3回。レバーの美味しい焼鳥屋には月に2回から3回。それにタンが美味しい別の焼き肉屋には月に1回。トンカツより焼肉を多くしています。和田理論にほぼ賛成。**60歳を過ぎたら、トンカツやラーメンも食べたいときに食べていい。月に1〜2回なら、むしろぜひ食べに行ってほしい。**

和田　脂肪もいろいろな種類を摂るのがよいと思います。内臓脂肪は多すぎるとよくないのでしょうが、少なすぎても免疫細胞の材料が不足します。免疫機能を保つという意味でも脂肪は重要だと考えています。**特に必須脂肪酸のオメガ3やオメガ9は動脈硬化を予防する効果があります。**反対に、最近では大豆油やコーン油などのオメガ6は、あまり大量に摂らないほうがいいという方向になってきました。

鎌田　特に魚の脂やアマニ油などの「オメガ3」やオリーブオイルなどの「オメガ9」など

は、むしろおすすめですね。ただ、動物性脂肪はよくないが、植物性脂肪ならいいという〝迷信〟に騙されてはいけません。基本的にマーガリンだとかショートニングは体によくないといわれていますが、これは植物油を固めたものが多い。それは結局、「トランス脂肪酸」に変化して、心筋梗塞や脳梗塞の大きな原因になります。トランス脂肪酸はサラダ油やキャノーラ油など植物性のものを高温で熱するとできるので、基本的にはコレステロールが高い人などには害になります。前にもあげましたが、僕の家では、よくエゴマ油を摂りますよ。野菜ジュースをつくるときに小さじ1杯ぐらい入れて。それから納豆を食べたりするときも、エゴマ油をちょっと落とす。野菜炒めなんかにもよく使います。

和田　先ほども言いましたが、私もオリーブオイルの信者になって以来、家で焼き肉とかバーベキューとかするときはオリーブオイルを使うんですよ。味もちょっと香ばしくなりますし。だからただ単に油を敵視するよりは、多少は種類を変えること。もちろん、適量が条件だとは思いますけどね。ただ私の場合は、実は摂り過ぎ。コレステロールが300ぐらいあって、中性脂肪は最近、1000ぐらいになって、急性膵炎《すいえん》が怖いので、薬をついに飲むことにしたので、偉そうには言えないんですけれど。

鎌田　勇気あるなあ！　正常値は150以下とされているのに、中性脂肪1000はすごい！　油だけでなくアルコール、果物、甘いもの、お米なども中性脂肪を増やすほうに働きます。中性脂肪が異常に高いので、急性膵炎を起こす心配もあります。

和田　野菜を摂ること、運動することは納得ですが、揚げ物をやめるというのは、私のような人間には……。

鎌田　負けました（笑）。「筋金入りのわがまま」。僕は「ちょうどいいわかがまま」を患者さんに指導していますが、和田さんは「ちょうどいい」どころか「度を越えた筋金入り」。和田さんにとってはQOL、あくまで人生の質とか生活の質が最優先なんですね。僕も同じようなところがあって、僕は『いいかげんがいい』（集英社文庫）という本も書いていますが、その「いいかげん」の具合が、和田さんは極端っていうか……。

和田　しかも糖尿病も持っている（笑）。

鎌田　僕は内科外来で、高齢の糖尿病の患者さんのフォローをしています。前にも話したように、HbA1cの平常値は6・2ですが、7・0ぐらいでも許容していました。薬のせいで一度でも低血糖を起こした人は7・5でもいいと。しかも80歳に近づいてきたら、8・0になるぐらいまでは、好きなものを食べていいと指導しています。でも中性脂肪1000で糖尿病があることを考えたら、和田さんにはラーメン、トンカツはできるだけ控えてほしいな。

和田　アメリカの大規模調査だと、７から７・９くらいでコントロールする人たちが、死亡率が一番低かったということです。だから私も、８ぐらいまで下げたいのですが、まだ９から10です。でも10を超えると明らかに体調が悪いので、自分の体調と照らし合わして、ぎりぎり10以下に抑えるようにしています。

鎌田　シビアですね。僕が和田さんの主治医だったら、８から９の間に抑えるように、患者さんと意思決定をします。そのためには、あと10分、ウォーキングの量を増やすことをすすめます。ワインパーティーや友人と飲むときは、量は和田さんにおまかせですが、一人のときは、自宅で夕食時ワインは１杯半、これでＨｂＡ１ｃを８から９に持ち込めなければ、週に１回、ジムに行きましょうと、約束をしてもらいます。ジムで筋活をすることでＨｂＡ１ｃが下がらないか、やってみましょうと、いいますね。

メタボより「フレイル」が問題なのだ

鎌田　さて、高齢者の場合はコレステロール値の高さを気にするより、むしろ痩せすぎ「フレイル」（虚弱状態）が問題ですね。フレイルは、年齢を重ね、運動量や栄養が不足したり、社会との繋がりを失うことが発端になります。それが心身を衰えさせ、老化を進行させる。

和田　おっしゃる通り、いま大事なのはメタボ対策ではなくフレイル対策なんですよ。高齢者は積極的に栄養を摂るように施策を講じるべきです。

鎌田　フレイルの予防として、高齢者にトンカツや焼肉を食べに行ってもらうのは大賛成。でもしつこいようですが、和田先生は別。せめてラーメンやトンカツは月1回にしてもらえるとうれしいなあ……。

和田　はい、できるかな（笑）。フレイルは早く気づいて対策を打てば、心身の機能を改善させることができるはずです。「1日3食きちんと食べているか」「今日が何月何日かわからないときがあるか」などの15の質問に基づくフレイル検診が全国の市区町村などで実施されています。

鎌田　実はコロナでフレイルが増えました。外出せず家にこもっていると体を動かさないので食欲があまり進まず、栄養不足になります。筋肉量も減少します。するとやがて、いままでできていた運動ができなくなって、骨粗しょう症や膝痛、腰痛などの筋関節疾患につながり、転倒や骨折リスクが増えます。最終的には寝たきりになってしまいます。

和田　座りすぎも病気の原因ですね。WHOは2011年、座って動かない生活は肥満や、糖尿病、高血圧、がんなどの病気を誘発し、世界で約200万人の死因になっていると発表しましたね。いうまでもなく、体を支えるのは骨と筋肉ですよね。体の中で一番大きな筋肉は太ももにある大腿四頭筋ですが、長時間座りっぱなしの生活だとこの筋肉が動かず、全身の血液循環が悪くなってしまうのですね。その結果、血管が詰まりやすくなり、高血圧や動脈硬化が進んで、エコノミークラス症候群と同じように血栓ができやすくもなります。これが肺塞栓《はいそくせん》や脳卒中などの病気の引き金にもなりますね。

鎌田　おもしろいデータがあります。オーストラリアのシドニー大学が2012年、45歳以上の22万人の男女を3年間以上追跡し、座っている時間と死亡リスクの関係を発表しました。すると、1日10時間以上座っている人は、4時間未満の人に比べて死亡リスクが男性で32％、女性では62％も高まったといいます。テレビの見すぎも座りすぎに直結するので要注意ですね。ただし、長時間座りっぱなしの場合は、30分ごとに3分程度の簡単な筋力運動を行うと、血管機能が改善するというデータもあるので、「まずいな」と思ったら、簡単な運動をすることですね。

コンビニ弁当とラーメンをうまく利用しよう

和田 鎌田さんは〝簡単手抜き料理〟の本も出していますね。

鎌田 次々と紹介していただいて恐縮です(笑)。それが『鎌田式健康手抜きごはん』(集英社)。毎日ご飯をつくるのは面倒なものですが、ときには買ってきたお惣菜やレトルト食品を上手に組み合わせれば立派な一品になります。あるいは納豆やヨーグルトなどを取り入れたりして一工夫を心がけるということが大事だと思います。

和田 足りない栄養は、できればサプリメントではなく、食事で補ったほうがいいというのはわかります。高齢者にしっかり食べてもらいたいのはお肉だということはすでに述べた通りですが、お肉ならたんぱく質と同時にコレステロールも摂取できます。コレステロールが不足すると免疫機能が落ちたり、セロトニンが不足して鬱病になったり、男性ホルモンが減って意欲が減退してしまう。

鎌田 和田さんは、コンビニ弁当を上手に利用しようと提唱している。とてもいいですね。

和田 はい。コンビニ弁当は、意外にいろいろな食品が含まれているんです。先ほどあげた雑食が食生活では大切なこと。食べ物の種類が多ければ多いほど微量物質の不足が生じないからです。健康のためにはセレンやクロムなどの微量物質が必要だということが明らかになってきましたが、それらをまんべんなく摂取するには雑食がよいのです。とはいえ、日々の食事でたくさんの食品を摂り入れるのは大変。そこでおすすめはコンビニ弁当をうまく活用することです。

コンビニ弁当は食品添加物が多いからよくないといわれますが、添加物の発がん性が仮に影響を及ぼすとしても、それは10年から20年先のことになるでしょう。高齢者にとっては起きるか起きないかわからない発がん性のリスクよりも、たくさんの微量物質を摂取できる利益を選択するほうが賢明だと思います。

鎌田　確かに、自炊だと5～6種類でしかない食材が、コンビニ弁当だと、10から20種類を一度に摂取できる可能性がありますからね。

和田　また、私もラーメン屋によく行くし、「年をとったらラーメンを食べよう」と推奨しているんですよ。塩分や脂質が多いことから、とりわけ目の敵にされがちなラーメンですが、塩分は適度に摂ったほうがよいし、いまのラーメンは化学調味料を使わないのがトレンドになっていて、スープには10から20種類程度の食材が使われています。それに具をトッピングすれば、むしろバランスがよい食べ物だと私は考えています。その一方、ラーメンよりも体によいイメージがある日本蕎麦は、食材を5種類も使っていない場合もあるので、あまりフレイル対策にはならないかもしれません。

鎌田　でもラーメンと聞くと、どうしても塩分が気になるなあ。特に血圧200の和田さんには……。

和田　塩分についても、若い頃と高齢者になってからでは事情が違うと思うんです。高齢になったら、**あまり塩分を気にしなくてもいい。**腎臓には濾《ろ》過装置の役割があり、不要なものを濾《こ》し出し、必要なものをキープしてくれます。年をとると、この濾過装置が低下します。こんな、腎臓が必要な塩分をキープできない状態で減塩をしすぎると、かえって低ナトリウム血症になってしまう可能性があるのです。低ナトリウム血症は、ひどい場合には意識障害やけいれんを引き起こしてしまうのです。

鎌田　東北や僕の住んでいる長野県は、塩分の摂取量が比較的高い。関西は出汁文化が発達しているので、塩分の摂取量が低いです。地域によっても、塩分の注意は変わってきます。僕は高齢者が時々、ラーメンやトンカツを食べに行くのは賛成ですが、ラーメンのスープは、三分の二は残すようにしてもらうよう、注意をしています。**年齢や地域によって**

も、注意の仕方が違ってきていいいのです。

老化の原因「AGE」を蓄積させない生活術

鎌田　先ほどの「油」の話に戻りますが、高熱で油を使うのは避けたほうがいいという理由は、それがAGEと呼ばれるやっかいな物質「終末糖化産物」をつくってしまうからです。最近、老化の原因にはAGEという物質が関与していて、これが体内に溜まっていくほど病気になりやすく、老化を引き起こすといわれています。油そのものはそんなに悪くはないんですが、揚げ物にしたらそのAGEが蓄積されて、これが老化の原因になるのではないかと思う。

和田　そういう可能性はありますよね。揚げ物などはなるべく避けたほうがいいというのが、医学的にはまっとうな意見だと思いますけど。

鎌田　人間の細胞や組織を構成する屋台骨がたんぱく質。その一方で、人間にとって欠かせないエネルギーが糖ですね。しかし、運動不足などでエネルギーを使う量が減ると、体内で過剰になった糖がたんぱく質と結びつき、細胞の機能を劣化させてしまう。

和田　それが「糖化」ですね。積み重なると体内の糖の濃度、つまり血糖値が上昇する。

鎌田　糖化の初期段階で血糖値が下がればいいのですが、糖濃度が高い状態が長い間続くと、たんぱく質異常を起こし、ＡＧＥを持つ物質に変わってしまうということですね。

和田　でも、糖を主なエネルギー源とする人間にとって、糖化は避けることのできない反応。ＡＧＥは年齢を重ねると共に体内に溜まっていく。これが困りものなんですね。しかも、糖尿病では慢性的に高血糖状態が続くので、体内にＡＧＥが溜まりやすい。私の場合も、理論的には体内ですごいことが起こっているというわけです。

鎌田　体内にＡＧＥが蓄積すると、血管や骨、皮膚など人間の細胞を構成するコラーゲンというたんぱく質が糖化され、体内の細胞や臓器に悪影響が出ます。例えば、血管のコラーゲンはＡＧＥ化すると硬くなるため、動脈硬化を引き起こす原因になります。動脈硬化が進むと血流の流れが悪くなり、脳梗塞や心筋梗塞など、命に関わる病気を引き起こす危険性があります。骨のコラーゲンがＡＧＥ化すると、骨のしなやかさが失われ、つまずいて転んだだけで骨折してしまう骨粗しょう症を引き起こします。皮膚のコラーゲンがＡＧＥ化すれば、その弾力性が低下してシワやたるみの原因になります。

和田　アルツハイマーやパーキンソン病の引き金にもなるし、すい臓がんや乳がん、肝臓がん、大腸がんの発症にもＡＧＥが関わっているといわれていますね。

鎌田　だから血糖値を上げない食事と生活が必要になるんですよ。

和田　具体的には、どうすればよいのですか？

鎌田　和田さんには耳が痛いかもしれませんが、まずは糖尿病対策です。血糖値が高いほどＡＧＥが大量に発生しますから。糖尿病の最大の要因は肥満なので太りすぎないよう「ちょい太」程度で抑えておくこと。やはり食べ過ぎないことと早食いをしないこと。早食いをすると糖が腸から急速に吸収されるので血糖値が急上昇し、食後の「血糖値スパイク」（食後の血糖値が急上昇すること）を引き起こします。これが繰り返されるとＡＧＥ化が促進されます。なので、食事はよく噛んでゆっくりと時間をかけて食べることです。

和田　私は早食いがくせになっていたので、時々箸を置くように注意しています。

鎌田　食べる順番に気をつけると「血糖値スパイク」を防止することができるようです。野菜など食物繊維が多く含まれるものを先に食べ、糖が多く含まれる炭水化物は最後にする。これで糖の消化と吸収が緩やかになり、食後の血糖値の急上昇が抑えられることがわかっています。

和田　「ベジファースト」（ベジタブルファースト）と言われるものですね。

鎌田　ただ、高齢者の場合、野菜を最初に摂ってしまうと、お腹がいっぱいになって肝心のたんぱく質が食べられなくなるので、その場合はむしろ「たんぱく（質）ファースト」をすすめていますけど。まずたんぱく質から箸をつけるようにと。

和田　これは私も高齢者には提唱しています。

鎌田　ただ、食事を終えたら、食後に「ちょこまか運動」をしてもらいたい。ちゃんとやろうなんて思わなくてもいい。とにかくこまめに、ちょこまか体を動かすだけでいいんです。例えば「かかと落とし」や「足踏み運動」、あるいは「ずぼらストレッチ」です。よく「ふくらはぎは第二の心臓」といわれますが、かかとの上げ下ろしをしてふくらはぎの筋肉を動かすと血行がよくなると同時に、筋トレにもなります。1セット10～20回を1日2セットぐらいで十分です。椅子に座った状態でもいいんです。ゆっくりと立ち上がったり座ったりを繰り返すスクワットも効果的で、これは1セット10回、1日3セットくらい。

和田　筋力というと筋肉トレーニングやランニングなどの本格的な運動を想像しがちですが……本当は筋肉をつけるのが目的なので簡単な運動でもいいんですね。

鎌田　ちょっとだけ部屋を片付けたり、軽く掃除機をかけたり、お風呂の掃除など、やらなければならない家事を「この際だ」とやってしまうのもいいですよ。食後に軽い運動をして筋肉を動かすと、糖が筋肉に速やかに取り込まれるため、「血糖値スパイク」を予防します。AGEの蓄積を抑えることができます。

和田　体力には個人差があるので、無理のない範囲で取り組むことが大事ですね。

鎌田　重要なのは、自分でできる範囲でやること、そして続けることです。僕が推奨する「ずぼらストレッチ」は、テレビを見ながらでもできるストレッチや軽い筋トレです。

和田　睡眠は関係ありませんか?

鎌田　体温のリズムに合わせた生活をするという意味で、睡眠も大事ですね。睡眠不足になると交感神経が活性化するため、AGEが作られやすくなると考えられています。しかも睡眠時無呼吸症候群になると、AGEを溜めやすい。眠っている時に呼吸が何度も止まると、交感神経が活発化するからだそうです。

和田　とすると、体内時計を整えて質のよい睡眠をとることが大事になる……。

鎌田　まさしくその通り。朝はできるだけ早起き、夜は早寝。太陽のリズムに合わせた生活ができればいいんですがね。

フレイル対策は「ゆっくり歩く」から

鎌田　フレイル対策としては「早遅歩き」というのも効果的です。最初は少しピッチをあげて歩き、次にあえてゆっくり歩くようにする。遅い歩きと早い歩きを組み合わせる運動をしながらスーパーに買い物に行くのです。そんな形で日々の生活に運動をプラスしてみる。歩きながら、誤嚥《ごえん》防止の「パタカラ体操」をすると、いっそう効果的ですよ。

和田　でも、中には「早遅歩き」さえしんどくなってきたという人もいますけど。

鎌田　そんな場合は、「ゆっくり歩く」ことでも構わない。ただし歩幅を10センチ広げるように歩いてください。幅広歩行です。大事なのは、ともかく**運動不足を解消すること**。意識的に動かなければたちまち運動不足になって、フレイルのリスクが高まる。一時期は「コロナフレイル」という言葉もありました。コロナ禍における活動制限で、運動する機会や人との関わりが減って、心や体が衰えた状態になることです。コロナウイルスとの戦いは思った以上の持久戦になりましたが、むしろ高齢者がこうむる二次被害が心配です。ウイルスによる死者、重症者が高齢者に集中するだけでなく、自粛生活によるダメージも高齢者の方が大きくなるからです。

和田　高齢で家の中に引きこもると、運動不足で下半身の筋力がてきめんに弱まります。75歳以上の場合、2週間動かないと、動いているときの7年分も筋肉量が落ちるというデータがあるくらいですからね。その結果、転倒、骨折、要介護となるケースが非常に多い。

鎌田　しかも高齢者の運動不足は食欲不振を招き、低栄養状態に陥ってしまうリスクが高まります。コロナが一段落したいまは、ゆっくり歩く有酸素運動で、心肺機能と筋肉を鍛えてもらいたいですね。定期的に有酸素運動をしていると、心臓のポンプ機能が次第に強化され、少ない収縮回数で脳や体に十分な血液を送れるようになります。そして同じ運動をした後、心臓にかかる負担が小さくなるし、肺が酸素を取り込む力もアップする。こうして心肺機能が高まっていくと、酸素をたっぷり含んだ血液を脳や臓器、筋肉に供給できます。すると全身の細胞が生き生きしてきて免疫力も高まります。

和田　ゆっくり歩くのと別に、走ることはどうなんですか？

鎌田　走ると呼吸が荒くなりますよね。それは心肺に負担をかけすぎる可能性がある。しかも体内で活性酸素を大量に作り出してしまう。活性酸素は体を錆《さ》びつかせるもとなので、中高年にはあまり僕はおすすめしていません。

POINT カマタ・ワダから「ひとこと」

★「自分は若い」と感じるのが若返りの秘訣。「若さ」は男性ホルモンの影響が大きい。「記憶力が落ちた」「意欲が衰えた」と感じたらこの減少を疑え。

★男性ホルモンを増やす秘訣は、恋愛をすること。エッチな動画を観たり、女性のいる店に行って刺激を受けるのも効果的。

★女性にも男性ホルモンが欠かせない。テストステロンは「チャレンジングホルモン」。女性が前向きに生きるためにも大事。更年期を乗り切るためにも運動とたんぱく質で男性ホルモンを活性させよう。

★「90歳の壁」を乗り越える極意は「貯筋」。筋肉をつくるたんぱく質をとって、「かかと落とし運動」「幅広ウォーキング」「ワイドスクワット」で筋肉を保とう。

★鎌田流の「健康寿命を延ばす食べ物」は8つ。野菜、青魚、赤身の魚、肉や大豆、卵、ネバネバしたもの、エゴマ油、発酵食品。特に納豆は最も効果的!

★買ってきたお惣菜やコンビニ弁当、レトルト食品とこの8つを組み合わせると簡単。できあいのものを上手に利用して、ともかく栄養不足を防ぐ!

第5章

結局、人生は面白く生きた者勝ち!

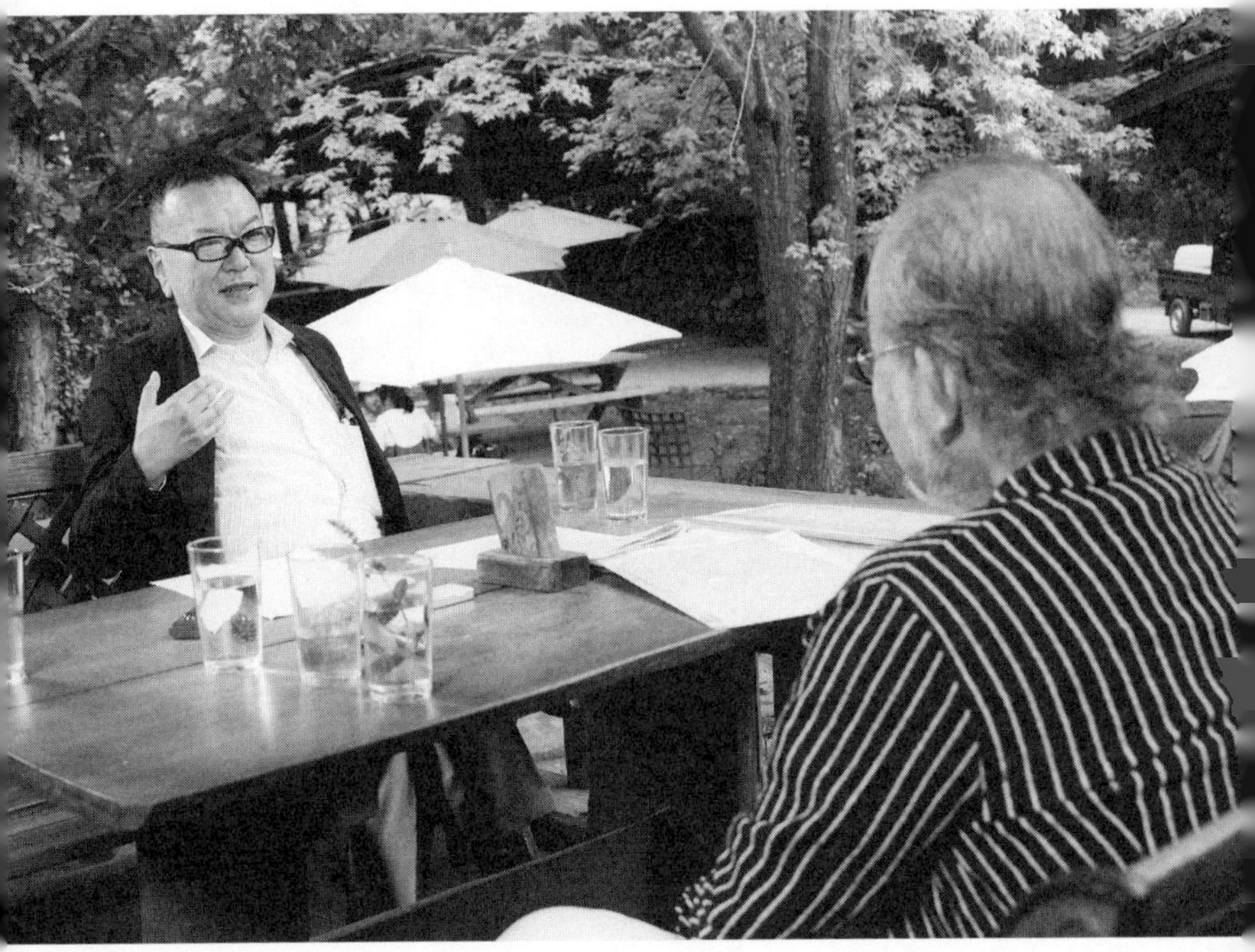

「死の感覚」を大事にして生きよう

鎌田　『なぜヒトだけが老いるのか？』（講談社現代新書）を書いた東京大学の生物学専門の小林武彦教授は、「そもそも野生動物は老いない、老化は人間だけが得た特権だ」と語っています。人だけが「老化」という時間を持てるので、人間以外の動物はみんなピンピンコロリと死んでしまうということですね。生物学的にいえば、野生動物はもちろん、チンパンジーなど人と同じ哺乳類のメスだって、閉経後すぐに死んでしまいます。でも人の場合、女性の閉経は50歳前後。ということはそれ以後は生物学的には老後。そう考えると、日本の平均寿命からすれば、残りの40年近くが老後ということになるのです。

和田　確かに、**人間だけが生殖年齢を超えても長く生き続ける。**

鎌田　小林さんが例に挙げているのが鮭と象ですが、鮭は、生殖をすませるまでは現役バリバリ。ところがその直後に脳が萎縮してホルモンが出なくなる。だから鮭にとって老化は死を意味する。象の例も挙げていて、象はがんにならないそうです。どんな動物でも細胞自体の大きさは変わらないので、体が大きかったら細胞の数も増えるため、がんになる可能性が高いのですが、象はがんにかからずに60年以上生きるそうです。死ぬときは心筋梗塞や循環器系の不具合で、基本的には老化なしにコロリと逝《ゆ》く。

和田　つまり、野生には老いた象というのは存在しないということなんですね。

鎌田　そのようですね。動物でも、特にチンパンジーは遺伝情報ゲノムが99％人間と同じなのに、老いる前に死ぬらしい。つまり本来、野生動物は老いないということ。例えば感染症になったら集団全体に広がるので、それを防ぐためにもさっさと死に向かえという自然の命令ではないか、というのが小林さんの意見です。

和田　とすると、人間だけは生殖年齢を超えても生きているのですから、その分、生きている価値を充実させなければいけませんよね。

鎌田　そうなんです。小林さんは、「生物が必ず死ぬのはその多様性のため」と結論づけています。生物が激しく変わる環境で生き延びるには、それに合わせた変化と選択が迫られますが、古い世代が死に新しい世代が生まれることで、生物は環境に適応するように進化していく。つまり死と引き換えに、生物の生命を連続させていくというのが小林さんの意見です。私たち個人の場合も、死は自分個人の生の終わりでも、種としてはスクラップ＆ビルドを繰り返して多様性を確保し、進化の自然のプロセスということらしいです。

和田　つまり、私たちは過去の無数の生物の死があるおかげで、いまを生きていられる。

鎌田　そうなんでしょうね。生物は、親より子のほうが、多様性が大きいという意味で優秀なんです。だから子孫を残したら親はとっとと死ぬ、というのが生物界の常識。

和田　ということは、親から子へと生命が受け継がれるのは、そこに死があるから、ということになる……。

鎌田　小林さんによると、２５００年以上前の縄文時代には日本人の平均寿命はなんと15歳程度だったそうなんですよ。その後も平均でならすと決して長いとはいえない。平安時代で30歳、明治時代でさえ43〜44歳ぐらいだそうです。

和田　それがいまや衣食住の充実に加えて医療も発達し、女性は87歳、男性は81歳の長寿時代です。つまり環境さえ整えば、人は長生きできるということですね。

鎌田　いまの平均寿命は戦前の2倍程度までに伸びています。それに私たちが生まれた頃は、１００歳以上の日本人なんて１００人から１２０人ほどでしたが、いまや9万人を超えています。それでもこんなに寿命が延びても、人はやはり死は怖いと思う。でも僕が思うに、だからこそ「死の感覚」が大事になってくるんじゃないでしょうか。人間の場合、自分の死だけでなく、身内や親しい人の死も強烈なストレスになります。それはなぜなのか。「それは人には共感力があるからだ」と小林さんは語っていますが、これに僕も賛成。共感力とは、人間は強い絆で結ばれた社会的共同体をつくることができるということです。つまり「老後」というのは、そのために最後まで力を尽くすこと。

和田　となると、21世紀の私たちが「あり余る老後」をどう生きていくか、その実験をして、後世に伝えていく責任がありますね。私も、「共感」を重視する精神分析治療を研究したコフートという精神科医の影響が大きいのですが、共感というのは本当に大切だと思います。年をとることで、昔の経験から若い世代のつらさを理解してあげる。逆に若い人は、年をとってからの自分を想像して、どんなニーズが必要か理解してあげる。例えば免許を取り上げて身動きがとれなくなるつらさを想像する。そうして、いろいろな世代の絆ができると、鎌田さんのいうすばらしい共同体ができると思います。それが「長生き」の意味。人の人生は〝長い老後〟をいかに生きていくかが重要になってくるのですね……。

孤独は楽しむもの、孤立は避けるもの

鎌田　そういう意味では、老後を〝毅然〟として生きるための心構えが大事になります。

でも〝毅然〟としていたいと思っても、友人や伴侶を失って、自分の「存在位置」を見失ってしまうケースもありますよね。僕は前に『ちょうどいい孤独』（かんき出版）で、「人間は孤独であってもいいけど、孤立してはいけない」と書きました。孤独は感覚的なもので、「独りぼっちだと感じる」「頼れる人が誰もいないと感じる」といった概念。つまり孤独感のことで、自分が積極的に行動すれば解消可能なもの。孤立は「社会的孤立」とも言いますが、望まないのに追い込まれてしまうもの。

和田 私も「孤独感に苛《さいな》まれて仕方がない」と相談を受ける例が増えています。孤独感は疎外感をもたらし、自分を孤立に導く。

鎌田 孤立しないで人とつながっていること、良好な人間関係が人を健康で長生きさせる力があるようですね。「孤立」が致命的なのは、孤独を感じることでストレスを生み、その結果、睡眠のパターンが乱れたり、ストレスホルモンが増加して慢性炎症が悪化し、免疫システムに異常を起こすなど、病気を誘発したり、命に関わる怪我をするリスクを高めるからです。血管系の病気、例えば心疾患や脳血管疾患を発症させるし、免疫力が下がって感染症にかかりやすくなるため、肺炎など呼吸器系の疾患にかかってしまう。その結果、糖尿病、がん、認知症、うつのリスクが高まり、それが自殺に結びつく可能性も高いというのです。

和田　孤独を楽しめる人がいるいっぽうで、人が寄ってこない、自分から人と接触しようとしない「孤立」は、先ほど述べた慢性炎症進行の大きな要因になっているようです。大きなストレスをもたらして血圧を上昇させ慢性炎症を引き起こすからです。社会との接触が乏しい人は、接触が多い人に比べて心臓病、糖尿病、認知症のリスクが約8倍も高いという、スウェーデンのカロリンスカ大学の調査もありますね。

鎌田　特に、支え合う相手がいること、結婚が健康に有益であることは、これまでも数々の研究で示されています。2017年に「Journal of American Heart Association」に発表された論文では、未婚の心疾患患者は既婚の心疾患患者に比べ、約4年後に心筋梗塞を起こして死亡する率が52%高いことが示されたというのです。

「孤独死」と呼ぶな、「自立死」なんだ

和田　それにしても、高齢者の孤立を防ぐにはどうしたらいいんでしょうかね。日本では、要介護状態になってから高齢者はちゃんと制度的に保護されていて、ヘルパーさんも来て

くれるし、デイサービスも利用できるので、意外に「孤立」はしない。

鎌田　よく「孤独死」という言葉が使われますが、僕は「自立死」とか「独立死」と言い換えるべきだと思っているのですが……。例えば伴侶に先立たれて一人になって、誰もみとられずに死んでも、僕自身は別に「残念」とか「悲しい」とか思いません。マスコミは「孤独死」という表現をして大げさに騒ぐけど、僕が医者も呼ばず、訪問看護師も来ずに、気がつかないうちにひとりで死んでいたら、**きっと「満足死だと思って死んでいくので心配するな」と、子どもたちに言っています。**

和田　その通りだと思います。在宅の人が、急性心筋梗塞とか、最悪の場合は自殺で命を落とす。「孤独死」という言葉で一括りにして、悲惨な状態を想像させますが、逆にいえば、ピンピンコロリの人や要介護状態の人は、孤独死はしないんです。だから勝手に「孤独死は悲惨」なんて考えないほうがいい。場合によっては「自立死」なんですから。

鎌田　「満足死」「自立死」「独立死」……いい言葉ですね。僕の在宅期ケアの患者さんで、旦那を看取った後、一人で生活している女性がいます。僕が往診に行くと、「万が一、私が呼吸停止をしているのを隣近所の友達が見つけても救急車呼ばないでね」と冷蔵庫に張り紙がしてある。「私は納得しているから、一人でも大丈夫」というメッセージなんです。

見事な「自立死」なんですよ。それをマスコミは……。

和田　孤独死にして、「行政は何やってんだ」と批判の対象にするし、一方で〝哀れな存在〟にしてしまうわけですね。

鎌田　だから、みんなもっと強くなって、「一人でも大丈夫、みとってくれる人がいなくたって、私は立派に死んでいく」っていうのが人間なんじゃないかなと思います。

「おひとりさま」が増える時代をどう生きるか

和田　しかし、今後はますます「おひとりさま」が増えていく時代になりそうですよね。ただ、孤独死の中には約1割の自殺が含まれています。孤独なままで死んでいく人は、まさに「孤立死」ですね。たとえ心が弱っていても、体が元気そうに見えると、社会的ケアの対象にならない。その点が残念ですね。

鎌田　日本でも団塊世代が高齢期に入り、一人暮らしの高齢者は男女ともにますます増加していきます。厚生労働省によれば、65歳以上の高齢者で一人暮らしをしている割合は2010年段階ですでに男性11・0％、女性で20・1％。75歳以上でも、それぞれ10・7％、

22・9%。一人暮らし高齢者数の増加は、高齢者人口の増加率を上回っています。

和田　しかもそれ以上に深刻なのは、「社会的支援を望まない、孤立した中高年の孤独死の増加」だと思います。戦後、核家族型に家族構成が大きく変化し、そこに平均寿命の伸びが加わって一人暮らしの高齢者が増加しました。特に借家やマンション住まいの割合が高い大都市部では、近隣意識が薄い中、高齢者は社会的にも身体的にも活動性が低く、地域や社会から孤立している人々が増えています。そうした単身高齢者の中には、病気や障害、認知症などで支援が必要な状態でも、地域との繋がりを断ち、ケアを拒否している人もいるというのです。また、うつ病になると他の人との接触を断つ傾向があります。一人暮らしの人がうつ病になると簡単に孤立してしまうのです。

鎌田　「孤独は伝染する」とも指摘されています。「孤独」のきっかけとして、心身のストレスがもたらす「寂しさ」があるそうですね。大切な人との離別や定年退職、リストラ、病気、引っ越しなどで転機が訪れ、それが解消されないと不安が大きくなり、それがうつの原因になり、さらには認知症の引き金になったり、症状悪化の要因となって、やがて孤立に至る。他人との接触が少なくなると、周囲からの情報や支援が受けにくくなり、健康的な生活の維持が難しくなるので、それも影響するのでしょうね。

和田　そんな「寂しさ」が脳卒中による死亡リスクを高めるという研究結果もありますね。もともと周囲との交流が少なく、友人もいない人ほど、他人への信頼感が乏しく、周囲との関係を断ち切ってしまう傾向があるようですね。負の連鎖ですね。

鎌田　ＯＥＣＤの調査などでは、日本はひときわ社会的孤立が大きいということです。急速に高齢化が進む日本は独居高齢者の数が増えているので、より深刻ですね。みんなが信頼しあって、自然に助け合いができる地域だと、心理的ストレスが少ない、健康に関する情報が伝わりやすい、一致団結しやすく、何かあったら地域がなんとかしてくれるという安心感があるので、孤立感が薄まっていくのではないでしょうか。

和田　でも、それも程度問題ですよ。逆に「絆」が強すぎると、閉鎖的な雰囲気になりがちで、地域のルールや慣習に従わないといけないという同調圧力による圧迫感がストレスになってしまう。それが悪影響を及ぼし、うつの発症率や死亡率が高くなる可能性もあります。ほどほどに結束するほうが、健康にはよいと言えそうです。

鎌田　確かに。良好な人間関係が健康によいのは、それが恐怖や怒りを感じたときに生じる逃走反応を和らげてくれるからという仮説があります。嫌なことがあった日でも、家に帰ってそのことを話せる相手がいれば、気持ちが軽くなっていきますよね。聞き上手で、励ましてくれる人ならなおさらです。手を握ったり、抱きしめたり、スキンシップもストレスホルモンを低減させることが研究で明らかにされています。ブリンガム・ヤング大学のランスタッド氏は、ストレスの緩和にとどまらず、支えとなるパートナーがいることで運動やよりよい食生活を心がけ、必要な時には医者に行くといった具合に、健康的な生活が促される可能性がある。これが大きいと指摘しています。

和田 だからかな、幸せな結婚生活を送っている人は未婚者に比べ血圧が低く、結婚生活がうまくなっていない人は、独身者よりも血圧が高いという結果があるのは……。

鎌田 結婚であれ何であれ、良好な人間関係というものは信頼と安心で成り立つもの。それは相手が自分のニーズに応えてくれるのと同じように、自分も相手のニーズに応える必要がある。一方通行の関係ではないから、これが大きな影響を与えるのだと思います。でもね、必ずしも結婚や同居をしていなくても、必要な時に支えてくれる人がいるとわかっていることが重要ですよ。信頼や愛情が根底にあれば、形態にこだわることはない。

パートナーを見つけると認知症になりにくい?

和田　ただ、支え合えるパートナー的な存在がいればいいけれど、高齢になると離婚や死別といった境遇になってしまうこともありますね。

鎌田　妻と離婚したり、死別した男性や未婚の男性は、既婚男性より自殺リスクが高いことが、東北大学の研究で明らかになっています。でも、女性ではその傾向がない。また、中年で独り身になった人は、アルツハイマー病の発症リスクが3倍になるそうです。

和田　つまり、中年期にパートナーがいる人は認知症になりにくいということですね。だったら、いかにパートナーと気持ちよく過ごすかが大事。ただ、定年後や子どもが離れた後、二人になっていると合わないとか、ストレスがある人は逆にパートナーを変えたほうがいい気がします。あるいは不幸にして離別や死別を経験した人は、いかに信頼できる存在を見つけていくか、ですね。

鎌田　そうです。僕の長い付き合いの友人Tさんは、奥さんと死別してションボリしていましたが、いつの間にか新しいパートナーを得て、めちゃくちゃ元気。仕事が一段落すると二人でどこかに旅に行ってしまう。とても楽しそう。お酒が大好きで、友達もいっぱい。こういう人はうつ病にも、認知症にもならないような気がします。

和田　上手にマインドリセットができたんですね、私は、例えば定年退職などを機会にマインドリセットをして人間関係を整理し、信頼できる相手を見つければいいと考えています。定年退職はこれまでの考え方をいったん白紙に戻すチャンスです。現役時代のように煩わしい人間関係に気を遣わなくていいし、時間も気にする必要はない。誰に遠慮も気兼ねもすることなく、自分の好きなように生きていけばよい。

鎌田 そうです。いまの高齢者は「20世紀型価値観」で育ってきた世代。高度成長期の価値観でものを見たり、現役で働いていた時と同じような考え方をしたりしていると、働かないことに引け目を感じたり、人の世話になるのは恥ずかしいと思ったりして、自分を苦しめることになりかねません。そんなふうに考える必要はないのです。

「金持ちパラドクス」に陥ると不幸にまっしぐら

和田 そういうことも含めて、年をとったら、とったなりの考え方に変える必要がある。中でも、いちばん変えなければいけないのはお金に対する考え方ですね。「老後2000万円問題」といって、令和元年に金融庁が「老後の暮らしには2000万円の貯《たくわ》えが必要になる」みたいなことを言ったために、お年寄りはせっせと貯金に励むようになりました。

しかし、私が長いあいだ老年精神医学をやっていて気づいたことですが、年をとって歩けなくなったり、寝たきりになったり、認知症がひどくなったりすると、公的介護制度のおかげで人間って意外にお金を使わないですむんですよ。

鎌田　家のローンも払い終わってるだろうし、子どもの教育費もかからないしね。

和田　そうです。歩けなくなったりボケたりしたら、旅行に行く気も起こらないし、高級店で食事したいともあまり思わない。特別養護老人ホームに入ったところで、介護保険を使えば年金の範囲でだいたい収まるんです。そうしたら、貯金なんかする意味がなくなる。老後の蓄えがないからって、頑張って貯金なんかすることなかったな、と悔やむことになるわけですよ。

鎌田　確かに、年をとればとるほど、お金を持っていることの価値が薄くなる。実はお金を持っていても幸せな晩年を送れるわけではないということなんですね。

和田　それを私は「金持ちパラドクス」と呼んでいます。例えば奥さんが先に亡くなってしまい、その後、近所の小料理屋の女将と仲よくなって、再婚して晩年を一緒に暮らそうと決めたとします。財産のない家であれば、子どもたちも「お父さん、よかったじゃない。幸せになってね」と祝福してくれるでしょう。介護もその女性に押し付けられるし、誰も反対しません。ところが、億単位の貯金があるとか、家を売ったら少なく見積もっても2億になるとかいうことになると、「そんなの財産目当てに決まっているじゃないか。あんな女と結婚するなんて、僕たちは絶対に許さないからね！」と反対されて、結婚もままならないことだってあり得る。だから、財産を持っていたところで、逆に子どもたちのいいようにされて、むしろ不幸になるケースも少なくない。

鎌田　出たー「金持ちパラドクス」。和田さんと話していると、実におもしろい。逆説に満ちている。先ほど、「肥満パラドクス」と「コレステロール・パラドクス」に2人で触れましたが、みんながなんとなく思っている常識を覆すことは大事。お金はできるだけ使いきろう！　お金はあの世には持っていけません。「ゼロからゼロへ」と僕は自分に言い聞かせています。僕たちはゼロで生まれてきました。死んでいくときも、ゼロで死んでいくのが一番かっこいい。そのためにできるだけ、上手にお金を使いきることが大事。自分のお金は自分で上手に使いきって「ゼロ」で死んでいくのが理想的なんです。おじいちゃんが認知症になると、家族はおじいちゃんのお金を下ろせなくなります。銀行口座が凍結されてしまうのです。その額が250兆円！　とんでもない額です。成人後見人を決めて承諾が得られればお金を下ろすことができますが、とても手間ひまがかかります。相続人がいないために1年間に国庫に入るお金がなんと647億円。一人暮らしで遺産相続人がいないと、こんなことが起こるのです。

和田　せっかく持っているお金なんだから、自分で考えて使いきっていくことが大事ですよね。その考えが人生をおもしろくしていくはずです。それに比べると、〝能天気〟な高齢者が多すぎます。例えば「家を売って高級老人ホームに入るから、子どもたちに迷惑かけない」なんていう人がいますが、老人ホームというのは原則的に所有権ではなく、亡くなるまでの使用権にすぎないんです。毎年だいたい10年償還のところが多いから、極端にいえば10年経つと財産価値はゼロになる。そうすると、相続できる遺産が減ってしまうわけですから、高級老人ホームに入りたいといっても子どもたちに反対されかねない。結局、自分のために財産を残しておいても、子どもたちの出方次第では、幸せな老後を送れるとは限らないのです。とくに認知症になって成年後見という裁判所のお墨付きが出ると、後見人になった子どもがいいようにお金を動かせるのに、自分にはなんの力もなくなります。

鎌田　つまり、年をとったら、お金というものに対しての考え方を変える必要があるということになりますね。

和田　そうです。お金というものは、持っているだけではだめで、使うことに価値があるんです。例えば百貨店でブランド品を買いまくったら、店員みんなで下へも置かないおもてなしをしてくれます。子どもや孫たちに大枚をあげたら、みんなで「おじいちゃん、おばあちゃん」って寄ってきてくれるわけです。資本主義の世の中は「お金を持っている人間ほど偉い」と勘違いされていますが、「お客様は神様」というくらいで、お金を使う人間のほうがよほど偉いんですよ。

鎌田　なるほど、いかに上手にお金を使うかを心がけるべき……死ぬまでお金を貯め続けるなんて、これほどバカなことはない。あの世にはお金は持っていけない。2023年、諏訪中央病院に、約7000万円の遺贈がされました。定年退職後、緑内障で失明してしまった方が、そのときの治療体験から「温かい医師を育ててほしい」という気持ちをお金に託して遺贈してくれたのです。また別の人からは、僕がいまは名誉顧問をしているJIMNET（日本イラク・メディカルネット）に、5000万円の寄付がされました。自分の思いを大切にして、最後までお金を使いきることとは、とてもかっこいいと思います。「上手にお金を使いきることが人生をおもしろくする」という和田さんの言葉に大賛成！

和田　社会に役立てるためにお金を使いきるという姿勢は、まさしく「最後まで自分で決める」という意思の表現ですね。

鎌田　自分で苦労して貯めたお金は、旅をしたり、洋服を買ったり、乗りたい車に乗ったり、和田さんのように映画をつくったりして使ってしまう。余ったら遺贈する。日本人は「自己決定」に不慣れですが、そんなふうに意識改革をしたほうがいいと思います。

和田　莫大な遺産が家族間の軋轢を生むことだってあります。子どもたちが喧嘩を始めるんです。兄弟の仲がよくても、子どもたちにそれぞれ配偶者がいた場合、「介護したのは私です」『いや、家業は僕が継いだんだから」なんて、それぞれ主張して財産の取り合いになるケースが多い。財産さえなければ、そんな争いは起こりません。

鎌田　昔から「子孫に美田を残さず」というよね。人間関係だけでなく、お金の面でもマインドリセットして、「お金なんて残さないのがいちばん」と考え、みんながお金を使うようになればいいんですよ。そうすれば景気がよくなって、世の中が明るくなる。

和田　その通り。いま、個人金融資産は日本中で2000兆円といわれていますね。その**6割は60歳以上が持っている。みんなでその金を使うようになったら、いっぺんで景気がよくなります。**でも日本のお年寄りは貯め込むばっかりで、お金を使おうとしない。だから企業も本気になって老人向けの商品を開発しようとしない。どうせ大して使わないだろうと思うからです。せいぜいバリアフリーの家くらい。

鎌田　僕は75歳、「命の店じまい」の準備に入りました、諏訪中央病院や、自分が創設した日本チェルノブイリ連帯基金、JIMNETなどに寄付をして、後輩たちが、うまく運営できるようにバトンタッチをしました。そして僕はスピード感覚が好きなので、スキーやスポーツカーが大好き、自分への最後のご褒美として、かねてから乗りたかったポルシェの中古を買い、八ヶ岳山麓のドライブを楽しんでいます。

和田　ポルシェ、いいですね。ほしいものはどんどん買うべきです。あのとき、ああすればよかったとか、こうすべきだったとか、後から悔やんでも、やがてできなくなることもありますから。夫婦で世界一周の船の旅に出るとか、ヴィンテージ・ギターやポルシェを買うとか、若いときにあこがれたものを手に入れればいいんです。

鎌田　お金は使ってこそ価値があり、幸せになれる。年老いてから貯めこんでいても意味はない。使うからこそ毎日を楽しく暮らせる。

和田　お金を貯めるのは不幸のもと。そう考えて、幸せな老後をお過ごしいただきたい。

品よく、賢く、おもしろく――「命ぎれい」な老人になろう！

和田　これまで６０００人以上のお年寄りを診てきた経験から思うことがあります。それは、お年寄りの中にも「この人、カッコいいな」『こんな年のとり方をしたいな」と思わせる方と、「こんな年寄りにはなりたくないな」と思わせる方がいること。「品がいい」『賢い」「おもしろい」と思われる人こそ、誰からも愛される魅力的な老人なんです。

鎌田　和田さんは、「意地汚い」『金に汚い」という人に加えて、年をとると「命汚《いのちぎたな》い」人が出てくると書いていますね。

和田　「絶対に病気になりたくない」『絶対に死にたくない」と、健康や生に執着する人のことです。「認知症にだけは絶対なりたくない」とか「なったら安楽死させてくれ」という人がよくいますが、前にも述べた通り、残念ながら人間は年をとったら誰でもボケるわけですし、若年性認知症になる人もいる。「よく認知症になるぐらいだったら安楽死させてくれ」なんていう人がいますが、それは認知症になっちゃった人に対する思いやりのかけらもない。逆に「生きてるだけで丸儲け」とか、「誰だってボケますよ」とか笑って、恬淡《てんたん》として生きる。それが「品のある生き方」だと思うのですよ。

鎌田　僕の友人だった俳優の菅原文太さんは「命ぎれい」な人でした。74歳のときに膀胱がんが見つかって、膀胱全摘出をすすめられたが、どうしても納得できない。寿命が縮まっても後悔しないので、膀胱を切除しないですむ治療法を教えて欲しいと相談されて、ある大学の泌尿器科の教授を紹介しました。膀胱鏡でがんの部分を切除し、放射線治療をし、抗がん剤治療もしました。文太さん納得の治療です。前の病院では「1年半の余命」といわれましたが、7年半、好きなことをして生きることができました。彼は若者たちを集めて小淵沢で無農薬農園に取り組み、汗を流しました。二人で東日本大震災の後、被災地の福島に講演に行ったりもしました。僕は文太さんに連れられて東京の日本料理店や有名中華料理店でご馳走になり、お返しに、蓼科の「ナマステ」というカレーハウスにお連れしました。大変気にいってくれて、小淵沢から長靴のままよくやってきました。最後まで「菅原文太らしく」見事な生き方をした人です。命にしがみつかない「命ぎれい」な人生でした。いまも「ナマステ」に行くと、いつも文太さんのことを思い出します。

和田　そんなように「品よく、賢く、おもしろく」の生き方をしたいもんですね。

鎌田　寝たきりになってまで生きていたくないっていう人もいるけれど、例えば僕の診ている認知症の患者さんに膀胱がんが見つかりました。手術をするかどうか、本人と息子さんと僕とで何度も話し合いました。レビー小体型認知症で、幻覚が出たり、自律神経障害で立ちくらみが出ることが多いのですが、認知機能は守られている患者さんも多いので、丁寧にゆっくりと説明したところ、自分の病気について理解してくれました。彼は「手術をしたくない」と言い、「本人がそういうんだから」と、家族も納得。「おじいちゃんの命だから、おじいちゃんが決めればいい」と息子さん。その後、何度か膀胱出血を起こしましたが、なんとか手術をせずに、人生を生ききりました。

和田　そうですよねえ。**人間は本当に年老いたときとか、ボケてしまったときにこそ、その人の器量が試されるんじゃないでしょうか。**最後まで人が寄ってくるお年寄りにはその人の風格なり品格があって、それが周囲を引き付ける。

鎌田　そんなふうに年をとりたいものだね。たとえ認知症と診断されたとしても、「やっぱり話を聞いていると幸せな気分になる」といわれる老人になりたいものですね。

和田　もちろん、考え方は皆さん一人一人違うでしょうが、「そのときはそのときだ」くらいの覚悟ができている人のほうがやっぱりカッコいいはずです。

年をとったら「別解」という武器を持て!

鎌田　それに、高齢者になると現役時代の肩書きは意味を持たなくなって、その人の個人的な魅力、知恵、品格だけで評価されるようになります。すると「どんな生き方をしてきたか」が大事になってくる。それが「品格」というものであり、年寄りの知恵、賢さということだと思うのです。

和田　自分の意見をしっかり持っている人が評価されるということですね。世の中の多数派を代弁するような当たりさわりのない意見しか言えないようだと、「長い人生経験から何も学ばなかったのか」なんて思われてしまう。

鎌田　やはり自分の頭で考えたこと、人生経験で培《つちか》ったものが老人の武器になります。いまは「知識があるから」とか「物知りだから」といって尊敬される時代ではありませんからね。むしろそれは「うざったい」と嫌われてしまう。

和田　そうですよ。年寄りがいくら偉そうに蘊蓄《うんちく》を傾けたところで、いまはすぐにスマホで知識と情報が得られる時代。情報量はスマホにかなうはずがないので、もはや個人の知識自体に価値はなく、オリジナルな考え方、独自の視点といったものにこそ価値がある。話がためになるとか、おもしろいとかいわれるお年寄りは、やはり他の人とは違う。

鎌田　「さすがに経験を積んだ人の言葉は違う」と、若者を感心させるくらいのことを語れるようになりたいものですね。

和田　私自身はまだ60代前半なので、高齢者と呼ばれるまではあと少しあるんですが、この年になって感じるのは、やはり世の中には正しい答えというものはないし、昔の答えといまの答えとでは、異なる場合が多いということ。若いうちは、「真実はこうなんだ」なんて教えられると安直に信じてしまうものだけれど、年をとると、「いや、実は別な正解もあるのでは」と考えられるようになります。

鎌田　そうですよ、想像もしていなかったような「別解」を見つけてくるような高齢者もいるんです。だけど、それは年をとらないとわからない。そんなふうな老人は、頭が柔らかく、前頭葉の機能が鍛えられるから、かえって老化もしにくいはずです。

和田　そんな品位ある賢い老人、会っていて楽しいお年寄りになって、人がしょっちゅうまわりに集まってくるような老後を過ごしていただきたいものですね。

「嫌われる度胸」を生き方の根幹に据える

鎌田　でもね、一人暮らしが必ずしも寂しいというものではないんですよ。あるアンケート調査では、寂しいと感じる人が3割で、7割は寂しいと感じていないそうです。一人暮らしは、そんなに嫌なものではないのです。その上、一人暮らしの人は、家族と生活している人よりも満足度が高いというデータもありました。それは、すべてを自己決定できるからではないかと思っています。

和田　前に鎌田さんが説明してくれた「人間の幸せに関係する条件」の第3位は「自己決定」でしたね。夫婦間でも、一緒に暮らしたら、お互いに気を使わなければならない。例えば足腰が弱って車椅子になってきたから、本当は行きたくないんだけど、女房に迷惑かけるから施設に入るとか……。実は、家族と同居の高齢者のほうが一人暮らしの高齢者より自殺率も高いのです。

鎌田　家族と一緒に暮らしている人たちも、一人暮らしをしているのと同じぐらい自立して、普段から「俺はこういうふうにしたい」と堂々といえるような関係をつくっておくことが大事なんじゃないかなと思います。

和田　そのとおり。要するに「ちょうどよくわがままに生きろ！」ということですね。

鎌田　みんな周囲を気にして、「好かれなくなったらどうしよう」なんて考えてしまう。特に高齢者ほど、その不安が強い。

和田　それは現代の縮図ですね。他人に気に入られたいと思うと、つい発言にセーフティーガードがかかってしまう。

鎌田　そうです。強《し》いて軋轢《あつれき》を生む必要はないけれど、当たりさわりのないことばかりいって自分の本音をさらけ出せないと、ストレスが溜まってしまう。

和田　高齢者は自分を「弱者だ」と思っているから、「できれば好かれたい」と考えてしまう。でもそもそも、人間はひとりひとりみんな違うので、どんなに気を使おうと、嫌われる人は嫌われます。他人を傷つけるような発言は慎むべきですし、あえて反感を買うようなことを言わなくてもいい。はっきり言葉にすると、ときには反論され嫌われるでしょうが、でも口に出さないことには、相手がどう考えているかはわからない。

迷ったらやる、迷ったら言う

鎌田　思い切って話してみたら、「実は俺もそう思っていたんだよ」と共感してくれるケースもありますよね。

和田　逆に、いつも無難なことしか言わないと「腹の中で何を考えているかわかったものじゃない。こいつには気をつけたほうがいいな」と嫌う人もいる。もちろん、「何て不謹慎なことを言うんだ」なんてすごい剣幕で怒鳴りつけられことともあるかもしれない。そんなときは、謝ればいいだけのことです。

鎌田　反対に、なるべく最新の情報や知識を伝えようとしたり、世の中の不正や理不尽さを知ってもらおうとしても、かえって「知識をひけらかして嫌味だな」とか、「正義の味方ヅラして、鼻持ちならないな」みたいに思われてしまうこともある。**誰にも好かれようとすること自体が、もともと無理な相談なんだと、**認識を変えたほうがいいですね。

和田　私は長い間、精神科医をやっていて、とにかく「迷ったらやる、迷ったら言う」という人生観を身につけました。ためらっても、とりあえず口に出してみる。言ってみないと相手が共感してくれるか怒り出すかはわからない。だから、頭の中であれこれ迷っているより、「言ってみる」「やってみる」ことが1つの答えになる。

鎌田　年をとったら、そういう相手の考え方を〝楽しむ〟ことも人生の機微かもしれない。個性のぶつかり合いがあるから人生は楽しいので家族と一緒に暮らしている人たちも、他人に同調して、自分の言いたいことを我慢しているのは、精神衛生上もよくない。和田さんと対談していると、言葉がおもしろくて新鮮で、とんがっている。それを支えているのが「迷ったらやる」「迷ったら言う」。この度胸が、人を惹きつけるんだなあ（笑）。

最後まで人生を楽しんだ人の勝ち!

和田　嫌われることを怖がってはいけませんよね。

鎌田　そう。率直にぶつけるほうがメンタルヘルス的にもいい。僕も相手の耳に痛いことや、言いにくいことを、あえて言うようにしてきました。なんでも言ってしまうのです。半分ジョークにしながら。大会社の社長でも大学の教授相手でも、上手にツッコミを入れます。普段、そんなことを言われたことのない人たちは、けっこう新鮮に受け止めてくれて、そんな一言で、むしろ親密になることも多かったのです。もちろん、コケて、あまり話をしてくれなくなることもありましたが、こっちは勝手に見えないところで舌を出して、「そんなちっちゃな人間とは、お付き合いしなくてもいいんだ」と、自分に言い聞かせてきたんです。

和田　本音を言わない限り、自分を好きになってくれない。毒にも薬にもならない話をする人に、魅力を感じる人がいるでしょうか。特に経験豊富な老人に求められるのは、話の深さです。「過激だけど、ちょっと変わっていておもしろいな」「なるほど、そういう考え方もあるのか」といった感想を抱かせるのが、老人の存在意義というものです。

鎌田 そう、誰にでも好かれようとするからいけない。大勢でなくても、自分のことを好きになってくれる味方をつくるほうが現実的です。「みんなに好かれる必要はない」と思えるだけで、幸せが待っているはずなんですよね。

和田 そうです。そしてユーモアが大事だということもありますね。ここでいうユーモアは、特別おもしろいことをいうのではなく、一緒に作業をする中で、その場を楽しむ心がけのことです。例えば地域の行事に参加した場合は、一緒に幹事を引き受けて計画を立てていくときに、そこで〝楽しいこと〟を見つけて、「一緒に力を合わせましょう」と約束するだけでよいのです。何かユーモラスなことを言わなければ、と意気込むよりも、「大変なことを一緒に乗り切る」という気持ちを持つことが、仲を深めることにつながります。

鎌田 なるほど、「あなたと一緒にいるよ」という姿勢が一体感を生んで、信頼を醸成していくのですね。そんなふうに助け、助けられて老後を過ごしたいものだな。僕は時々、自分に言い聞かせています。「おもしろく生きた者勝ち」ってね。

POINT カマタ・ワダから「ひとこと」

★孤独であってもいいけど、孤立してはいけない。社会との接触が乏しい人は、接触が多い人に比べて心臓病、糖尿病、認知症のリスクが約8倍も高い。

★「孤独死」は「自立死」とか「独立死」と言い換えるべき。医者も呼ばず、訪問看護師も来ずに、気がつかないうちにひとりで死んでいたとしても、それはきっと「満足死」なのだと考えよう。

★年をとればとるほど、お金を持つ価値が薄くなる。お金を持っていても幸せな晩年を送れるわけではないのだ。

★年をとったら「別解」という武器を持て！　自分の意見をしっかり持っている人が評価される。自分の頭で考えたこと、人生経験で培ったものが老人の武器なのだ！

★「品のある生き方」をしよう。「病気になりたくない」「絶対に死にたくない」と、健康や生に執着する「命汚い《いのちぎたな》」人になるな！

#「おわりに」にかえて　自己決定と共同決定

和田秀樹

私もかなりの数の著書を書いていますが、本書は臨床経験も人生経験（さまざまなボランティア活動など）も豊富な鎌田實先生との対談なので、少なくとも高齢の方にとっては、かなり役立つ健康情報、生き方のヒントなどが提示できたものだと自負しています。

とくに鎌田先生は、運動法や呼吸法、栄養の摂り方までかなり具体的に、かつやりやすい形で提示してくださるので、今日からでもできる、より元気になり、より長寿につながるテクニックがたくさん載っているとてもお得な本になっていると読み返してみて改めて思っています。

こういうものは知識として持っているだけでは意味がないので、まずはやってみて、よさそうなものを続けることで身に着けていってほしいと思います。

ただ、私も昔から受験テクニックの本や、仕事術などを書いてきて、この歳になって思うのですが、日本人は真面目で強迫的な人が多いので、こういう健康術でも、全部やらないといけないと思う人も少なくないのではと危惧します。

まず、できそうなものから一つでも試してみることが大切だとあえて言います。すると、これまでより調子がよくなるかもしれない（たぶん、よくなる気がします）。そうしたら、もう一つやってみる、でいいのです。

気乗りしないものまでやろうとすると、それがストレスになりかねません。本書で書かれているように、身体にいいことでもストレスならかえって心身に悪影響を与えます。私が納豆を食べないのもそのためです。

こういうことを試したほうがいいよと、鎌田先生も私も勧めるわけですが、強要をする気はありません。

本書で一貫して主張してきたのは、自己決定の大切さです。鎌田先生も私以上に自己決定を大切になさる方なので、私の検査データを無視した生き方を頭ごなしに否定はしません。

本書からどれをやってみようかを選ぶのも自己決定だし、主治医のやり方が気に入らなければ、ちょっと文句を言ってみるのも自己決定です。

もう一つ鎌田先生の口から出てきた、とても素敵なことばが共同決定です。

医者が勝手に生き方や治療を決め、患者がそれに従う時代ではもうないということです。

二人で十分に話し合い、納得した形で治療を受けてほしいのです。長く生きてきて、自分に合うもの、合わないものも、いちばん知っているのは自分のはずです。医者が言うことが仮に正しいとしても、確率論として正しいだけで、あなたに当てはまるとは限りません。

また身体に悪くても、残りの人生の質を選ぶという選択もあります。

だから、こんな風に生きたいという要望を伝えて、共同決定をしてほしいのです。

本書を読んで頂いて、これをやってみよう、これはやりたくないということがあるとすれば、それを選ぶことは、まさに共同決定だと思っています。我々が正しくて、読者の方が間違っているわけではありません。

生きるということは決定の連続ですし、残りの人生が短くなるほど、後悔のない決定が大切になります。誰が正しく誰が間違っているというわけでなく、自分のための決定です。

本書を通じて、より幸せになれる自己決定と共同決定をすれば著者（鎌田先生もそう思ってくださると信じています）として幸甚この上ありません。

なお、本書を作成するにあたって、初秋のある日、鎌田さんのいる八ヶ岳にお邪魔し、美味しい料理に舌鼓を打ちながら、じっくり語り合ったのも楽しい経験でした。鎌田先生、ご馳走様でした。また、本書を企画してくれたワック出版常務取締役の佐藤幸一さん、制作に協力してくれた未来工房の竹石健さんに、心からお礼申し上げます。

２０２４年２月吉日

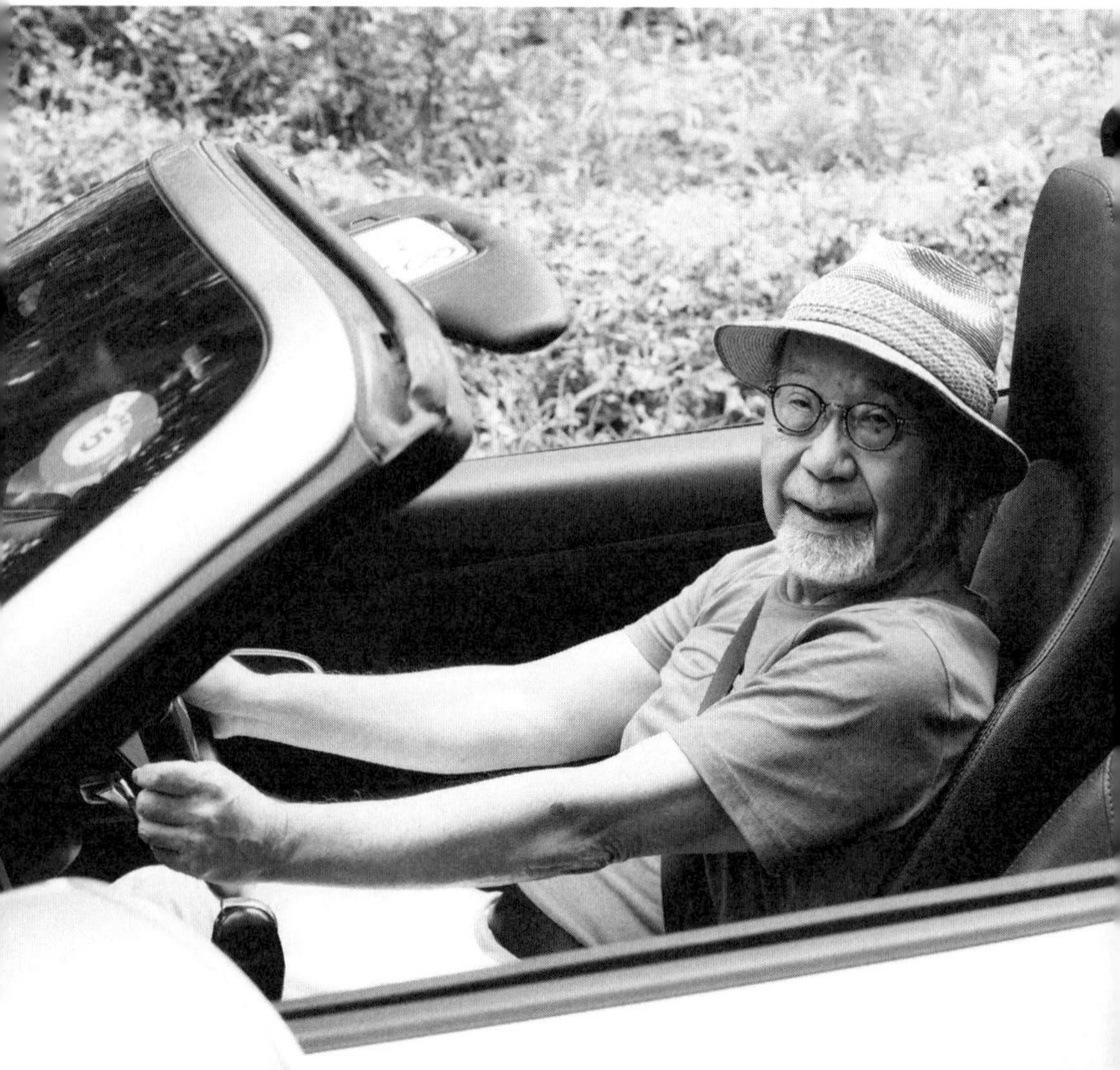

「和田先生とのこの本は、精神科と内科医がそれぞれの視点で語り合った、ユニークでとても役に立つ本になったと自負しています」～「自分への褒美で買ったポルシェのオープンカー」でさっそうと自宅へ引き上げる

鎌田 實 Kamata Minoru

和田秀樹 Wada Hideki

「鎌田先生のいらっしゃる八ヶ岳でお会いし、じっくりお話ができて本当に良かった。現段階での最高の健康長寿の本ができたと思います」～こちらもマセラッティでスピード違反に気をつけながら東京へ

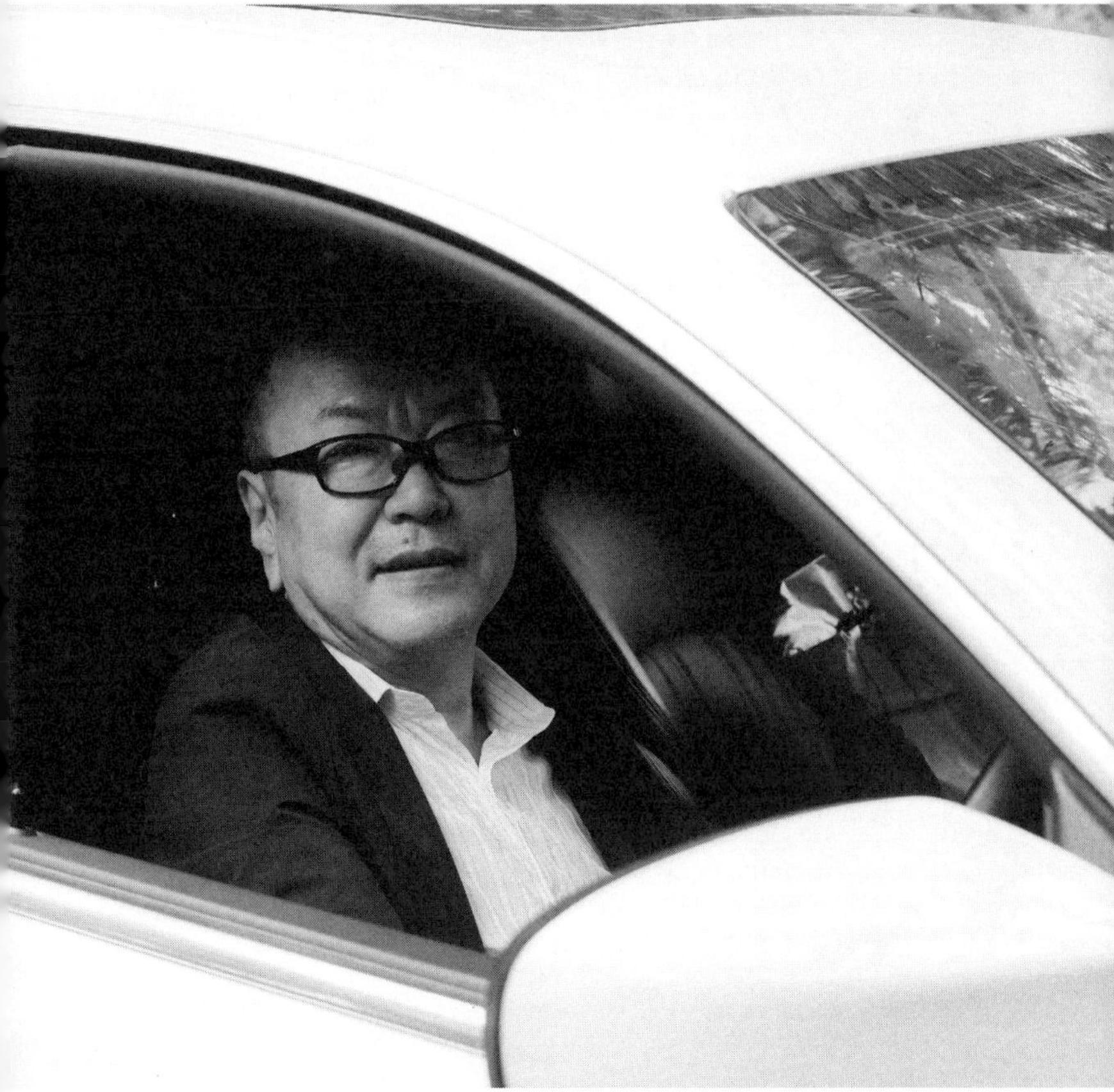

鎌田 實（かまた　みのる）
1948年、東京都生まれ。医師・作家。諏訪中央病院名誉院長。東京医科歯科大学臨床教授、医師として勤務のかたわら、地元長野で「健康づくり運動」を展開し、一方でチェルノブイリ、イラクなどの子供達の支援に取り組む。日本放送協会放送文化賞、ベストファーザーイエローリボン賞、武見太郎記念賞受賞。近著に『ちょうどいいわがまま』（かんき出版）など多数がある。
公式ＨＰ＝https://www.kamataminoru.com

和田秀樹（わだ　ひでき）
1960年、大阪府生まれ。精神科医。東京大学医学部卒、東京大学医学部附属病院精神神経科助手、米国カール・メニンガー精神医学校国際フェロー、浴風会病院精神科を経て現在は立命館大学生命科学部特任教授、一橋大学経済学部非常勤講師。川崎幸病院精神科顧問。和田秀樹こころと体のクリニック院長。著書に『80歳の壁』（幻冬舎新書）、『プラグマティック精神療法のすすめ』（金剛出版）、『私の保守宣言』、『和田秀樹の「老い方上手」』（２冊ともワック）など多数。

医者《いしゃ》の話《はなし》を鵜《う》呑《の》みにするな
わがままな患者《かんじゃ》でいいんです

2024年２月26日　初版発行

著　者　鎌田 實・和田 秀樹

発行者　鈴木 隆一

発行所　ワック株式会社
東京都千代田区五番町4-5　五番町コスモビル　〒102-0076
電話　03-5226-7622
http://web-wac.co.jp/

印刷製本　大日本印刷株式会社

ISBN978-4-89831-973-4